基于活化蛋白C和凝血酶的内皮细胞作用机制研究

于 瑶 著

东北大学出版社

·沈 阳·

ⓒ 于 瑶 2023

图书在版编目（CIP）数据

基于活化蛋白C和凝血酶的内皮细胞作用机制研究 /
于瑶著. —沈阳：东北大学出版社，2023.11
　　ISBN 978-7-5517-3419-6

　　Ⅰ. ①基… Ⅱ. ①于… Ⅲ. ①抗凝血药—临床应用—
研究 Ⅳ. ①R973

中国国家版本馆CIP数据核字（2023）第208572号

出 版 者：东北大学出版社
　　　　　地址：沈阳市和平区文化路三号巷11号
　　　　　邮编：110819
　　　　　电话：024-83687331（市场部）　83680267（社务部）
　　　　　传真：024-83680180（市场部）　83687332（社务部）
　　　　　网址：http://www.neupress.com
　　　　　E-mail:neuph@neupress.com
印 刷 者：辽宁一诺广告印务有限公司
发 行 者：东北大学出版社
幅面尺寸：170 mm × 240 mm
印　　张：12
字　　数：202千字
出版时间：2023 年 11 月第 1 版
印刷时间：2023 年 11 月第 1 次印刷
策划编辑：孙　锋
责任编辑：汪彤彤
责任校对：邱　静
封面设计：潘正一

ISBN 978-7-5517-3419-6　　　　　　　　　　　　　定　价：50.00元

前　言

在现代医学的交叉领域中，凝血和炎症过程的细微平衡对于生命的维持至关重要。它们不仅是身体对伤害和感染的基本反应机制，而且涉及多种疾病的发展和进程。本书在这一背景下应运而生。它深入探讨了血液系统中活化蛋白 C（APC）和凝血酶这两种关键蛋白酶在内皮细胞行为中的角色，以及它们如何通过激活相同的细胞表面受体即蛋白酶激活受体 1（PAR1）来引发截然不同的生物学反应。

血管内皮细胞是体内最大的分泌性器官，它们响应血液中的信号分子，并对血管炎症和血液凝固过程起着核心调节作用。在这个生物学交汇点上，APC 和凝血酶的活性不仅影响局部血管的反应，还关系到全身的炎症和凝血状态。APC 通常被视为一种保护性分子，它可以抑制血液凝固，减少炎症；而凝血酶则是促凝和促炎的因子。但是，这种简化的对立关系掩盖了这样一个事实：它们在血管健康和疾病中的作用要远比我们已知的复杂得多。

本书通过分子和细胞层面的深入研究，展示了 APC 和凝血酶在生物体中的双重作用，从而为开发新的治疗策略提供了可能性。特别是在严重炎症性疾病（如脓毒症、中风和糖尿病）中，这些策略可能极大地改善患者的预后。这些疾病不仅带来巨大的个人负担，也对全球卫生系统造成了严重的压力。因此，解析并操纵 APC 和凝血酶的功能，有望对这些疾病的治疗产生革命性的影响。

在探索分子层面的细胞行为和信号传递的深奥领域中，本书旨在成为一座照亮复杂生物过程的灯塔，为临床研究人员、生物学家和药物开发者提供坚实的理论基础，并指引科学探索的方向。我们期待本书能够激发读者的新思路，推动血管病理学领域的发展，并通过深化对凝血和炎症细胞信号转导机制的理解，促进治疗策略的创新，最终为患者带来切实的益处。

于 瑶

2023年6月

目　录

第1章 绪 论

1.1 止血机制

止血是一种正常的生理反应，既能维持血液的流动性，又能在机体受到损伤时防止大量失血。这个过程受到严格调控，但系统异常可能导致出血或血栓形成。通常认为，凝血包括三个阶段，即初级止血（血小板黏附/聚集）、二级止血（凝血）和纤维蛋白溶解（凝块溶解）[1]。

1.1.1 初级止血

初级止血在血管受损时启动，是在损伤部位形成血小板栓塞的过程。血管损伤后，立即的血管反射作用导致血管收缩，这是减少出血的第一步。损伤部位暴露的胶原蛋白会吸引血液循环中的血小板，这通过 von Willebrand 因子（VWF）介导。VWF 是一种大的多聚糖蛋白，在循环中被血流的剪切力拉伸[2]。它在血小板表面特定的糖蛋白受体复合物（GPIb/V/IX）和暴露的胶原纤维之间起着桥梁的作用，使血小板黏附在血管内皮下层上[2-3]。当血小板附着在暴露的胶原蛋白上，即被活化。凝血酶也通过血小板受体如 GPIb 和蛋白酶激活受体（PARs）诱导血小板活化[4]。活化的血小板会发生去颗粒化，释放出促进血小板聚集的激动剂，如腺苷二磷酸（ADP）和凝血酶 A2。ADP 和凝血酶 A2 进一步促进血小板活化，形成正循环[5]。血小板活化的另一个重要事件是激活血小板表面的某些整合素。整合素是异二聚体的细胞表面受体，介导细胞-细胞或细胞-基质相互作用[6]。血小板整合素能够结合胶原蛋白和纤维蛋白原/纤维蛋白，通过与纤维蛋白原的结合诱导血小板聚集，从而形成不稳定的原始血小板栓塞[5]。血小板的激活还会导致其膜上出现磷脂酰丝氨酸，为凝血级联反应的各组分提供带有负电荷的磷脂酰基表面[7]。

1.1.2 二级止血

二级止血，也称凝血级联反应（图1.1），涉及一系列凝血因子和辅因子的蛋白酶活化，它们高度协调地工作，生成凝血酶，最终导致纤维蛋白的形成。纤维蛋白强化了原始的血小板栓塞，并形成更稳定的纤维蛋白凝块。

凝血级联反应包括一系列有序的酶促反应，最初被认为依赖于两个凝血途径（即内源性途径和外源性途径）的激活[8]。在当前广为接受的体内凝血模型中，组织因子（TF）代表了凝血的主要启动因子。TF是一种跨膜蛋白质，通常不与血液直接接触[9]。在正常生理条件下，凝血因子以其非活性前体形式存在于血液循环中，其中约有1%的因子Ⅶ（FⅦ）以被激活形式存在[10]。当血管受损时，活化的因子Ⅶ（FⅦa）接触到已暴露的TF，从而启动"外源性途径"[9]。TF/FⅦa复合物催化FIX和FX的激活，其中后者可以通过激活凝血酶原生成微量的凝血酶[11]。这个阶段生成的少量凝血酶促进了凝血因子FV和FⅧ的反馈激活，以及蛋白酶前体FXI的激活[11]。凝血过程的扩增涉及由FIXa及其辅因子FⅧa在负电荷磷脂表面（由活化血小板提供）上形成的"凝血酶生成酶复合物"[11]。该复合物促进FXa更有效被激活（50～100倍于TF/FⅦa的激活），从而避免了对TF/FⅦa作为FXa主要来源的依赖[1, 12]。此外，凝血酶产生的FVa也作为FXa的辅因子形成凝血酶生成酶，其催化凝血酶原激活的效率相比FXa单独催化高出1×10^5倍[13]。进而，在血管损伤部位快速生成凝血酶。

外源性途径在凝血级联反应中发挥着关键的作用，而内源性途径则对血凝块形成的稳定和增长至关重要[5]。在内源性途径中，FXIa是通过"接触活化"产生的，包括分子之间的相互作用，如前卡利肌激酶（PK）、高分子质量激肽原（HK）和FXIIa[14]。FXIa还激活FIX，使得更多的FIXa形成，从而加速凝血酶的生成。

凝血酶的一个主要作用是将纤维蛋白原转化为纤维素，并进一步促进纤维单体的形成，这一过程是通过水解两对纤维蛋白原肽完成的[1]。纤维单体自发聚合，并被FXIIIa共价交联，从而形成一个稳定的纤维蛋白凝块[1]。凝血酶在止血中的关键作用还体现在，通过激活强效抗凝因子蛋白C来启动抗凝血通路。当在受伤部位产生过多的凝血酶时，就会激活蛋白C。凝血酶与邻近内皮细胞上的凝血调节蛋白（TM）结合，从而激活蛋白C。激活的蛋白C（APC）与其辅因子蛋白S一起失活FⅤa和FⅧa，对凝血过程进行控制。

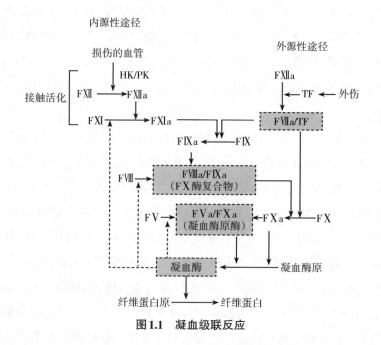

图1.1　凝血级联反应

外源性途径始于循环中的FⅦa与血管损伤处暴露的TF结合。通过FⅨ和FⅩ的顺序激活，生成了皮摩尔量的凝血酶。这少量的凝血酶产生FⅪ、FⅧ和FⅤ，开始了一个正反馈环路用来快速产生足够量的凝血酶，并最终形成纤维蛋白凝块。内源性途径从HK/PK接触受损内皮细胞表面开始，然后通过FⅪa的形成加入外源性途径。

1.1.3　凝血过程的调节

血管损伤后的血栓形成和血凝素生成非常迅速，这阻止了血液外漏。这些过程是在多种抗凝机制的紧密控制下进行的，每个机制针对凝血过程的不同组分，能够调控和局部控制血凝素的形成和活性。这些调节系统的重要性体现在，成分缺乏会导致血管损伤反应障碍，进而造成不可控出血或血栓性疾病的发生[1]。

TF介导的凝血作用的启动受组织因子途径抑制物（TFPI）的调节。TFPI

是一种Kunitz型丝氨酸蛋白酶抑制剂。它通过形成一个无活性的四聚体复合物来减弱FⅦa/TF催化下的FX激活[15]。TFPI确保初始的凝血酶生成是受控的，并且只有在有限的FXa数量下生成少量的凝血酶。TFPI确保只有在超过一定阈值时才进行TF诱导的凝血作用[12]。在仅有少量凝血酶生成的凝血初始阶段，凝血过程高度依赖于TF/FⅦa的活性，因此会很大程度受到TFPI的抑制。然而，在凝血的扩散阶段，正反馈回路被激活，凝血酶的生成变得与TF无关[16]，抗凝血酶（AT）和蛋白C抑制系统在此时起主要作用，参与调节凝血酶的生成和活性。

AT是一种血浆中循环的丝氨酸蛋白酶抑制剂[17]，它能够抑制游离的凝血蛋白酶，如凝血酶、FⅨa、FXa、FⅪa和FⅫa，但对以复合物形式存在的凝血因子的抑制能力较弱（如凝血酶原复合物和凝血酶酶素复合物）[18-19]。AT的抑制作用被内皮细胞表面的肝素和肝素样分子增强[20]。肝素的结合导致AT分子的构象改变，有利于AT与其靶标丝氨酸蛋白酶相互作用[17]。AT抗凝血系统的作用为限制凝血过程集中在损伤部位，阻止血栓范围的扩张。

当凝血酶从损伤部位释放并与邻近内皮细胞表面的TM结合时，蛋白C抗凝血途径开始发挥作用[21]。由凝血酶/TM复合物产生的活化蛋白C通过失活FVa和FⅧa来抑制凝血酶的生成。蛋白C抗凝血途径是本书研究的重点，将在1.3节中详细介绍。

调节凝血酶（以此控制纤维蛋白沉积）主要依赖于上述抗凝系统。然而，值得注意的是，其他血浆抑制剂，如α2-巨球蛋白、肝素辅因子Ⅱ和蛋白C抑制剂（PCI），也对凝血酶具有抑制作用[22-23]。

1.1.4 纤维蛋白溶解

作为止血过程的最后一步，纤维蛋白溶解（以下简称"纤溶"）作用于血管完整性恢复后移除凝血产生的纤维蛋白凝块[11, 14]。纤溶酶是将纤维蛋白分解为可溶性纤维蛋白降解产物的主要蛋白酶[24]。通过组织型纤维蛋白原激活物（t-PA）和尿激酶型纤维蛋白原激活物（u-PA）的蛋白酶切割，可以使前体纤维蛋白原形成纤溶酶[24]。血浆中t-PA的活性在纤维蛋白的存在下得到了极大的加速，而纤维蛋白在激活纤溶酶原过程中作为辅因子[24]。t-PA和u-PA的活性受到纤溶酶原激活抑制剂（PAI）和凝血酶激活的纤溶抑制剂（TAFI）

的调节，后者可以防止纤溶酶原与纤维蛋白结合[25]。

1.2 凝血酶及其多种功能

1.2.1 凝血酶的结构

凝血酶是凝血级联反应中的中心蛋白酶，也在细胞增殖、激活、凋亡和炎症等方面发挥多种作用[26-30]。凝血酶是一种丝氨酸蛋白酶，由前凝血素被激活产生。人类前凝血素（70 ku）由肝实质细胞产生，在血液循环中的浓度为1.4 μmol/L[27, 31]。它是一个糖蛋白前酶，由Gla区域、两个kringle区域和包含一个短激活肽的丝氨酸蛋白酶区域组成[32]。前凝血素转化为凝血酶依赖于FXa的两个肽键的催化裂解（Arg320和Arg271），从而释放Gla区域和kringle区域[33]。通过FXa与辅因子FVa结合，并在带负电荷的磷脂表面上形成前凝血酶复合物，进而增强凝血酶的激活效率[34-35]。产生的凝血酶（37 ku）是由两个多肽组成的蛋白，即A链（轻链，36 aa）和B链（重链，259 aa），通过一个二硫键共价键连接在一起[32, 36]。重链高度同源于胰蛋白酶，并包含催化三元组，包括Ser195、His57和Asp102（胰蛋白酶编号）。活性位点由两个氨基酸序列环组成，称为60环和148环（图1.2）[36]。这些环上的残基与底物剪切位点相邻的氨基酸能促进底物之间的相互作用，它们也通过防止许多大分子底物或抑制剂进入活性位点残基来控制凝血酶的特异性。

凝血酶分子的一个显著特点是其蛋白质表面的电荷分布不均，从而形成正负两极的外侧位点。由于这些外侧位点与特定抑制剂、底物和辅因子相互作用，因此凝血酶具有多功能和多种特异性。其中一个带有一个疏水残基的正电荷位置，通常称为"负离子结合外侧位点Ⅰ"，由Lys36、His71、Arg73、Arg75、Tyr76、Arg77a和Lys109/110等带电氨基酸组成[37]。已有研究结果显示，这些带电氨基酸与纤维蛋白原、FV、FⅦ、FXI、FXⅢ、TM和PAR1、PAR3和PAR4等相互作用。另一个带有正电荷的表面暴露氨基酸簇包括Arg93、Lys236、Lys240、Arg101和Arg233，通常称为"负离子结合外侧位点Ⅱ"，它特异地与肝素、FV和FⅧ相互作用[37]。

图1.2为凝血酶结构的模型。该图基于文献［38］中提供的信息在pyMol

中生成。中心催化残基Ser195（胰蛋白酶编号）放置在活性位点中。此外，图中还显示了外侧位点Ⅰ、外侧位点Ⅱ、60环和148环。

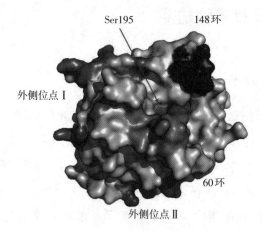

图1.2　凝血酶的结构

1.2.2　凝血过程中的凝血酶功能

凝血酶在凝血级联反应中发挥中心作用。如1.1.2节中所述，凝血酶的主要促凝活性是介导纤维蛋白原向纤维蛋白转化，这个过程通过加速FⅩⅢ的活化来增强纤维蛋白凝块的稳定性[39-41]。凝血酶还通过反馈激活FⅤ[42]、FⅧ[43]和FⅪ[44]来放大凝血作用。此外，凝血酶通过激活TAFⅠ来抑制纤溶过程[25]。凝血酶的作用不仅限于凝血过程，作为血小板的强效激活剂，凝血酶还在原发性止血中扮演重要角色[4, 45]。

1.2.3　蛋白酶活化受体

丝氨酸蛋白酶（如凝血酶、APC、FⅦa和FⅩa）表现出各种生物活性。它们在炎症过程中对细胞和组织发挥重要的生理作用。它们的细胞反应是通过信号传导实现的，该信号传导依赖于PAR的激活。PAR属于G蛋白偶联受体（GPCR）亚家族，具有7个跨膜区域（图1.3）[46]。PAR的激活并非通过简单的配体结合，而是通过一种独特的机制，在细胞外N-端进行蛋白酶水解裂解[28, 46-47]。新暴露的N-端序列被称为"锚定配体"，与同一受体内的细胞外环2相互作用，激活PAR，促进G蛋白耦合和随后的信号传导[46, 48-49]。PAR在哺乳动物（包括人类）中发挥调节各种病理生理功能的关键作用，例如组织修复、细胞存活、炎症和免疫反应[29, 33, 46-47]。迄今为止，人们已经鉴定出4种类型的PAR，被称为PAR1～4（图1.3）。PAR不同细胞上的表达不同。PAR1广泛表达在各种细胞类型上，包括血小板、上皮细胞、白细胞、成纤维细胞和平滑肌细胞；PAR2在同样的细胞上表达（不包括人类血小板）；PAR3在血小板、神经元和足细胞中表达；PAR4存在于血小板、巨核细胞和单核细胞中。这个列表还在逐步增加[29, 46-47]。内皮细胞被发现表达所有的PAR，其中PAR1和PAR2表达最丰富[50-52]。

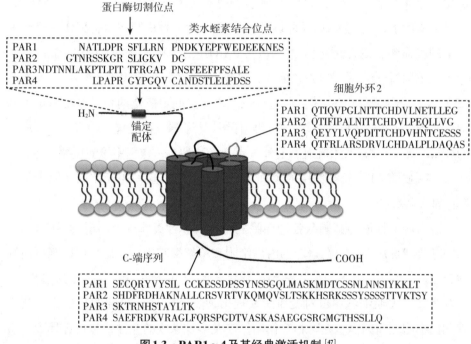

蛋白酶切割位点
类水蛭素结合位点

PAR1	NATLDPR	SFLLRN	PNDKYEPFWEDEEKNES
PAR2	GTNRSSKGR	SLIGKV	DG
PAR3	NDTNNLAKPTLPIT	TFRGAP	PNSFEEFPFSALE
PAR4	LPAPR	GYPGQV	CANDSTLELPDSS

细胞外环2

PAR1	QTIQVPGLNITTCHDVLNETLLEG
PAR2	QTIFIPALNITTCHDVLPEQLLVG
PAR3	QEYYLVQPDITTCHDVHNTCESSS
PAR4	QTFRLARSDRVLCHDALPLDAQAS

H₂N 锚定配体

C-端序列 COOH

PAR1	SECQRYVYSIL CCKESSDPSSYNSSGQLMASKMDTCSSNLNNSIYKKLT
PAR2	SHDFRDHAKNALLCRSVRTVKQMQVSLTSKKHSRKSSSYSSSSTTVKTSY
PAR3	SKTRNHSTAYLTK
PAR4	SAEFRDKVRAGLFQRSPGDTVASKASAEGGSRGMGTHSSLLQ

图1.3 PAR1～4及其经典激活机制[47]

当蛋白酶在受体N-端的特定位点（蛋白酶切割位点）上发生剪切时，PAR被激活，出现一个"锚定配体"，该配体与细胞外环2相互作用。PAR1和PAR3 N-端外区域中存在的类水蛭素结合位点以下画线突出显示。图1.3中还给出了PARs细胞内C-端的序列比对。

1.2.4 凝血酶在细胞信号传导中的作用

凝血酶是目前研究最广泛的酶之一，其除了在凝血和止血过程中扮演着被广泛认可的角色外，还在细胞内信号传导中发挥多种作用。大多数对凝血酶功能的了解都是通过体外研究得出的。例如，在炎症和细胞增殖中，凝血酶发挥着重要作用，对内皮细胞和平滑肌细胞表现出有丝分裂原活性。此外，凝血酶对多种细胞类型产生影响，包括血小板、内皮细胞、平滑肌细胞、单核细胞、成纤维细胞和T淋巴细胞[27]。

许多凝血酶的多功能作用依赖于激活细胞膜上的PARs。在PAR家族的四个成员中，凝血酶能够激活PAR1、PAR3和PAR4[33]。PAR2对凝血酶的酶解作用具有一定的抵抗性，但在培养的内皮细胞中，它可以被PAR1的牵连配体催化释放而激活[51, 53]。凝血酶对血小板的激活主要取决于PAR1的酶解作用，而在高浓度下，凝血酶也能够激活PAR4[45]，后一种机制在血管损伤时可产生大量的凝血酶，以促进止血[54]。激活PAR1/PAR3和PAR4的差异在于，它们的水蛭素样结合位点在PAR1/PAR3的N-端存在，但在PAR4中不存在（图1.3）。这为凝血酶与其受体（通过外位点Ⅰ）之间更广泛的相互作用奠定了基础，使凝血酶在低浓度下可以发挥酶解作用[55-58]。凝血酶还能够与血小板表面上的GPIb结合[54, 59]，其中凝血酶的外位点Ⅱ在这种相互作用中扮演重要角色[60]。然而，凝血酶/GPIb相互作用的生理意义尚不清楚。这种相互作用在促凝和抗凝中都发挥作用。

凝血酶的性能与其刺激各种细胞类型释放多种炎症细胞因子的活性相关，表明其具有炎症性质。在培养的内皮细胞和单核细胞中，凝血酶可以刺激白细胞介素（IL）-8、IL-6和单核细胞趋化因子-1（MCP-1）的表达和分泌[61-62]，后两者在平滑肌细胞中也对凝血酶表现出强烈反应[63]。炎症的特征之一是内皮和白细胞之间的多步黏附相互作用，涉及多种家族的介导，包括选择素、整合素和Ig超家族。凝血酶能够诱导内皮细胞上P-和E-选择素的表达，从而促进了黏附级联反应中的初始"滚动"步骤[64-65]。此外，凝血酶的刺激可导致趋化因子的产生，从而促进白细胞的激活，即黏附级联反应的第二步[62, 64, 66]。已有报道凝血酶能够诱导内皮细胞上ICAM-1和VCAM-1的表达，从而与白细胞中的β整合素发生牢固的相互作用，这为白细胞跨越内皮屏障迁移提供了基础[65, 67]。

此外，凝血酶还具有促细胞有丝分裂的活性。例如，它能够促进内皮细胞、成纤维细胞和血管平滑肌细胞的增殖[68-69]，这主要依赖于细胞外信号调节激酶（Erk1/2）的活化[68-69]。Erk是丝裂原活化蛋白激酶（MAPK）家族的一员，参与细胞外丝裂原信号的转导。Erk1/2（p42/p44）的活化依赖于 raf（MAPK 激酶）和 MEK（MAPK 激酶）级联的顺序激活[70]。这些活化过程最终与细胞增殖和分化相关，并通过其转位到细胞核和随后的基因表达调控来完成[71]。

凝血酶还能够诱导内皮细胞单层通透性的增加，并引起血管泄漏[72-73]。血管屏障完整性被破坏显著增加了血液液体的通透性，这是许多炎症疾病过程的核心病理生理机制。关于凝血酶诱导内皮细胞屏障功能障碍的机制，人们已经进行了广泛的研究。该过程涉及 PAR1 的 G 蛋白（Gq、G12/13）依赖性耦合，导致两个独立的下游效应分子被激活，包括 Rho GTP 酶（RhoA）和肌球蛋白轻链激酶（MLCK），最终导致相邻细胞之间黏附连接的解离和严重的肌动蛋白应力纤维的形成[73-74]。此外，PAR1 和鞘氨醇激酶 1 受体 3（$S1P_3$）之间的信号交叉也有助于凝血酶在内皮细胞中破坏屏障的反应[75-76]。鞘氨醇-1-磷酸（S1P）是一种由鞘氨醇通过鞘氨醇激酶（SK）磷酸化产生的生物活性脂质[77]。在内皮细胞中，S1P 在细胞质中产生，然后转移到细胞外，通过 $S1P_1 \sim S1P_3$ 信号通路发挥各种生物学活性，包括细胞存活/迁移和内皮细胞屏障调节[77-80]。在生理浓度下（<2 μmol/L），S1P 与 $S1P_1$ 结合并与 Gi 蛋白偶联来优先激活 Rac Rho GTP 酶（对 Gi 蛋白敏感），从而引发保护屏障的细胞响应。相比之下，凝血酶刺激通常会产生超生理浓度的 S1P，它与 $S1P_3$ 结合并与 Gq 和 G12/13 偶联，随后激活 RhoA，从而促进破坏屏障的信号效应[75-77]。

1.3 蛋白 C 及其多种功能

蛋白 C 是一种维生素 K 依赖性丝氨酸蛋白酶前体，由 Stenflo[81] 首次从牛血浆中分离出来。当与 TM 结合的凝血酶对其进行选择性蛋白水解时，会生成 APC，后者在调节凝血过程中发挥重要作用，并且在各种细胞类型中促进直接的细胞保护[21, 82-83]。该酶前体主要在肝脏中合成，但也会在肾脏、大脑、肺和男性生殖组织等其他组织中产生[82, 84]。蛋白 C 是一种分子质量为 62 ku 的糖蛋白，其中大部分由两条链组成。少量蛋白 C（占人类血浆的 5%～15%）以单链形式在血浆中循环[85-87]。成熟的酶前体经过广泛的共翻译后修饰（β-羟基化、γ-羧化、糖基化），通过内部蛋白水解去除 Lys156-Arg157 二肽，形成由两条链组成的分子[86]。主要的两条链蛋白C包含417个氨基酸（aa），由一个重链（262个氨基酸残基，44 ku）和一个轻链（155个氨基酸残基，21 ku）组成，它们通过一个二硫键连接在一起[81, 88]。有报道称，单链和两条链的蛋白C/APC在功能上无法区分[88]。

1.3.1　蛋白C的结构

成熟的蛋白C包含一个γ-羧基谷氨酸（Gla）结构域、一个短的螺旋状疏水性氨基酸堆积、两个相邻的表皮生长因子（EGF）类似结构域和一个丝氨酸蛋白酶结构域（图1.4）。

蛋白C的N-端Gla结构域（aa 1-37）含有9个Gla残基（位置6、7、14、16、19、20、25、26和29），这是特定谷氨酸残基的维生素K依赖性羧化的结果[89-90]。Gla残基与钙离子的配位相互作用对该结构域的功能折叠至关重要，并且它们还介导Gla结构域与带负电的磷脂表面之间的结合[91]。与其他维生素K依赖性凝血因子（如凝血酶原、FⅦ、FⅨ和FX）中相应的结构域相比，人类蛋白C的Gla结构域具有很高的同源性[92]。人类蛋白C的Gla结构域中的一些残基对其特性起着重要作用。例如，Leu8是蛋白C识别及与内皮蛋白C受体（EP-CR）高亲和结合的关键残基[93]；Gla结构域和螺旋叠积区（aa 38-45）中的Asp36/Leu38/Ala39在辅因子蛋白S的协同下，对蛋白C的抗凝活性至关重要[94]。Christiansen等人的研究结果表明，螺旋叠积模块提供了酶活性位点与磷脂表面底物裂解位点之间的最佳对齐，使得APC的蛋白水解活性更加高效[95-96]。

EGF1区域（aa 46-92）在Asp71位点进行β-羟基化（见图1.4），并与Asp46和Asp48一起构成一个钙结合位点[97]。EGF1和EGF2区域（aa 46-137）的确切功能尚不清楚，但它们可能有助于蛋白C与其他蛋白质（如蛋白S[97]、FVa和FⅧa[14, 21, 98]）之间的相互作用。蛋白C的整个Gla/EGF1-2区域负责与凝血酶/TM的相互作用。研究结果表明，由完整的Gla/EGF1-2域组成的片段与蛋白C竞争与凝血酶/TM的结合，而单独的Gla或两个EGF域片段则无法起到抑制作用[99]。蛋白C的EGF2区域的Asn97位点的N-联糖基化被证明对蛋白C的高效分泌至关重要[100]。而Asn97位点的糖基化也会影响重链的构象，从而影响Asn329位点的糖基化[100]。

蛋白C的羧基端区域，即丝氨酸蛋白酶域（SPD，aa 138-419）提供了其催化活性。催化三元组由His211、Asp255和Ser360组成，相当于胰蛋白酶序列中的His57、Asp102和Ser195[92]。该结构域包含一个高亲和力的Ca²⁺结合片段（aa 225-235），称为70环（图1.4）。与结合的Ca²⁺离子一起，该模块促进了蛋白C被凝血酶-TM复合物激活以及与FV的相互作用[101-102]。SPD还包含一个225环（aa 385-390）（图1.4），介导Na⁺的结合。这个环与70环的Ca²⁺结合模块通过异构连接，确保了Na⁺的存在对于APC的催化是必要的[103]。除了70环之外，其他环包括37环（aa 190-193）、60环和148环（也称自溶环，aa 301-316）（图1.4）也提供了关键的带正电表面，用于与FVa和FⅧa[102, 104-107]及凝血酶/TM复合物[83, 108-109]的相互作用。在SPD中，螺旋162的谷氨酸330和谷氨酸333残基为与PAR1结合的相互作用位点的一部分[110]。蛋白C激活肽（Asp158-Arg169）也包含在SPD中，它在凝血酶/TM复合物的作用下被蛋白酶解，从而导致蛋白C激活。

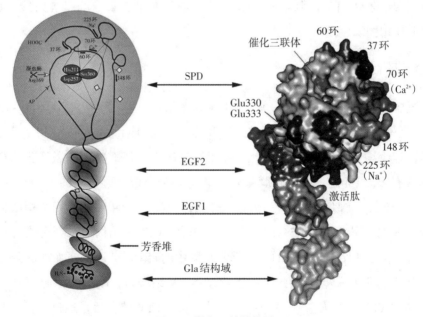

图1.4 蛋白C的结构域

SPD中存在的N-连接的糖基化位点包括Asn248、Asn313和Asn329[100]。Asn329位点的糖基化是天然的α-糖型蛋白C（带有全部4个N-糖基的蛋白C）的特征，并占血浆蛋白C的55%～78%[87, 100]。有研究结果表明，与经典的Asn-X-Ser / Thr序列相比，Asn329位点上不寻常的Asn-X-Cys共识序列上的糖基化附着对糖基转移酶的处理不利。因此，在SPD中，蛋白C的糖基化百分比至少部分与蛋白质的合成速率相关[87]。目前还不清楚Asn329糖基化的意义；然而，有学者在体外研究中发现，缺乏Asn329糖基化的β型蛋白C表现出增强的抗凝和细胞保护活性[100, 111]。将Asn313突变为Gln导致蛋白C-N313Q与TM结合的凝血酶的活化速率比野生型蛋白C高出2.5倍，这是因为蛋白C-N313Q对凝血酶/TM具有增强的亲和力（K_m降低）[100]。至于Asn248位点的糖基化，它在去除Lys-Arg二肽的胞内作用中扮演重要角色，从而改变了单链蛋白C的分泌百分比[100]。缺乏Asn329和Asn248糖基化的蛋白C被称为γ-蛋白C，它约占总血浆蛋白C的5%[87, 100]。

在图1.4左侧的示意图中，球体表示Gla结构域结合的钙离子。圆圈表示β-羟化位点。糖基化位点用正方形表示。催化三联体用椭圆形突出显示。AP代表激活肽，重要的环被标出。在右侧的模型中，SPD/EGF1-2结构是基于无Gla结构域的APC的X射线模型，Gla结构域是基于FⅦa Gla的X射线结构，激活肽使用同源建模引入[88]。

1.3.2 蛋白C的激活

凝血酶通过在Arg169之后剪切蛋白C来激活它，随后释放激活肽（Lys158-Arg169）[5, 112]。凝血酶与TM形成高亲和力复合物（K_d约为0.5 nmol/L）[25, 113]，使激活速率增强约1000倍。因此，在生理情况下，仅靠凝血酶激活蛋白C程度非常有限。TM是一个整合膜蛋白，含有一个类似于凝集素的N-末端结构域、六个EGF-类似结构域、一个O-糖化结构域、一个单一的跨膜结构域和一个短的细胞质尾部［图1.5（a）］[114-116]。TM的EGF5-6结构域与凝血酶的阴离子结合外位点Ⅰ结合，而TM的O-糖基化区中的硫酸软骨素与凝血酶的阴离子结合外位点Ⅱ进一步增强了亲和力[117]。与TM结合后，凝血酶比游离凝血酶更容易被AT和PCI灭活[83, 118]。更重要的是，与TM结合后，通过激活蛋白C将凝血酶的特异性从促凝变为抗凝。TM被认为改变了凝血酶活性位点的环境，以及与蛋白C裂解位点相邻的凝血酶结合残基的构象[117]。这消除了游离酶和底物之间相互排斥的作用，加速了蛋白C的激活[117]。通过EGF4结构域，TM还与蛋白C的37环、60环、70环和148环结合（次要作用）［图1.5（b）］[21, 83, 109]。

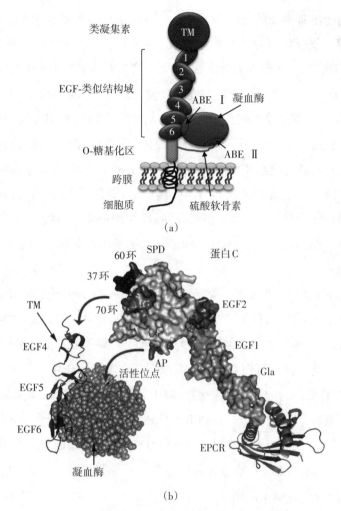

图1.5 凝血酶/TM复合物及其激活蛋白C过程

图1.5（a）显示了TM EGF4-6与凝血酶结合的结构域组织[119]。TM结构域已标识。EGF模块已编号，跨膜区域显示为典型的单螺旋结构。在凝血酶中，阴离子结合外位点（ABE）Ⅰ和Ⅱ显示出来，其中ABE Ⅰ显示与TM的EGF5-6相互作用，而ABE Ⅱ被TM的O-糖基化区的硫酸软骨素（O-linked sugar）所结合。图1.5（b）中凝血酶与TM（EGF5-6）结合，通过催化去除蛋白C中SPD区的激活肽（AP）来激活蛋白C。同时显示了60环、37环和70环与TM的EGF4结构域相互作用。凝血酶/TM和EPCR模型基于已发表的X射线结构在pyMOL中生成。关于蛋白C的结构，可参见图1.4。

EPCR与蛋白C结合能够加速其激活速度，研究结果表明，体内和体外的激活速度可分别提高20倍和5倍[120-121]。EPCR是一种类型1跨膜受体，与主要的组织相容性复合物类1/CD1家族的蛋白有同源性[122]。EPCR主要在大型血管内皮细胞中表达，而不是在微血管中[123]。蛋白C与EPCR的相互作用是通过Gla结构域介导的，这种结合具有高亲和力（$K_d \approx 30$ nmol/L），而大多数维生素K依赖性蛋白不结合EPCR[122]。研究结果表明，Gla结构域中的Leu8在与EPCR结合中发挥关键作用（图1.6）[124]，它与EPCR的一个细胞外螺旋中的Leu82形成了紧密的疏水接触[124]。Leu8在FⅦa的Gla结构域中也存在，因此FⅦa也能与EPCR结合（其亲和力与蛋白C/APC相当[124]）。然而，由于FⅦ在血浆中的浓度低（比蛋白C低6倍），FⅦa在生理情境下与蛋白C竞争EPCR的可能性较低。蛋白C和EPCR的结合依赖Ca^{2+}离子，这些离子通过配位Gla残基来增强结合[125]。

由于蛋白C与EPCR的结合亲和力约为30 nmol/L，大约是循环蛋白C浓度的一半，因此在生理条件下，大部分在血管内皮上表达的EPCR能够与蛋白C结合。实际上，体内蛋白C的激活很大程度上依赖于EPCR的存在。EPCR促进凝血酶/TM复合物对蛋白C的激活有以下几个方面的作用。首先，它降低了蛋白C激活的K_m值，这可能保护凝血酶/TM复合物免受凝血酶抑制剂（如AT和PCI）的抑制[120, 126]。其次，EPCR可能通过与蛋白C结合诱导蛋白C的构象发生变化，因为当存在EPCR时，凝血酶/TM介导的蛋白C激活的最大速率也会增大[127]。最后，EPCR能够显著降低蛋白C与TM的结合亲和力，从无EPCR时的0.7~1.0 μmol/L降低至125~162 nmol/L[127]。此外，EPCR和TM在内皮细胞膜的相同亚细胞区域共定位的观察结果也显示，EPCR可以将蛋白C带到其激活复合物的近处[128-129]。尽管EPCR与蛋白C的结合亲和力很高，但结合是可逆的，因此循环中结合的蛋白C可以不断被替代[130]。通过释放APC，EPCR使其能够发挥抗凝活性，并且其与内皮细胞/血小板膜磷脂的结合是必要的。与EPCR相关的APC约占生成的总APC的30%以上，从而在细胞保护性信号传导中发挥重要作用[131]。

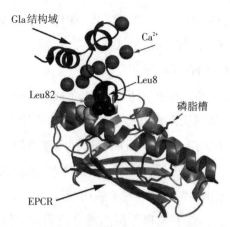

图1.6 蛋白C Gla结构域与EPCR结合的模型

在图1.6中，EPCR由两个α-螺旋和一个八股β-折叠片组成，形成了一个包含磷脂的沟槽。在蛋白C的Gla结构域中，Ca^{2+}的协同作用使N-末端的ω-环暴露出来，其中的Leu8与EPCR中的Leu82特异性地相互作用。这个复合物模型包含重组可溶性EPCR的7-177个氨基酸残基和蛋白C Gla结构域的1-33个氨基酸残基。该模型基于已发表的晶体结构在pyMOL中构建[132]。

在人体血浆中，原始蛋白C的浓度约为65 nmol/L，循环半衰期约为8 h。激活后，血浆中的APC活性半衰期约为20 min[133]。生理上，APC的失活主要由PCI和α-抗胰蛋白酶介导[134-135]。其他APC抑制剂包括α2-巨球蛋白、α2-抗胰蛋白酶和PAI-1，但对APC的抑制作用较小[23, 136]。

1.3.3 APC的抗凝功能

作为抗凝剂，APC的天然底物是FVa和FⅧa[83]。FV和FⅧ在结构域上是同源的（A1-A2-B-A3-C1-C2），都受到凝血酶的激活，该酶催化B结构域的蛋白酶释放[137]。FVa和FⅧa包含两个链：一个重链（A1-A2）和一个轻链（A3-C1-C2），它们在A1和A3结构域之间通过Ca^{2+}（FVa）或Cu^{2+}（FⅧa）的依赖性连接在一起（图1.7）[137]。虽然失活切割只发生在重链中，但轻链中的C结构域有助于磷脂结合[21]。

1.3.3.1 APC对FVa的失活

APC对FVa的失活涉及对Arg306、Arg506和Arg679的蛋白酶解（图1.7）。其中，Arg679的蛋白酶解被认为是次要的，对于自然发生的FVa变体来说，仅在存在蛋白S时才会发生[138-139]。相比之下，Arg306和Arg506的切割在动力学、磷脂依赖性、FVa活性水平以及其他凝血因子（如蛋白S、FXa和凝血酶原）的影响方面有所不同[140]。

在没有辅因子蛋白S的情况下，APC对Arg506的切割在动力学上更为有利，比对Arg306的切割快20倍。这是由于APC的阳性外表位，该外表位由37环、70环和148环中的碱性残基组成，这些残基更倾向于与靠近Arg506的负性残基相互作用[21]。通过研究FVa变异体R306Q/R679Q和R506Q/R679Q，Dahlback等人对Arg506和Arg306的单独切割进行了分析，发现APC能在单个位点上切割FVa[141]。他们发现，虽然负电荷磷脂可以增强APC对FVa的失活，但对于Arg506的切割并非必需。相比之下，Arg306的切割完全依赖于存在负电荷磷脂表面的组装。尽管最初的Arg506切割导致FVa辅因子的活性部分丧失（约70%）[142]，但Arg306的切割使A2域从FVa中解离出来，并导致其完全失活[143]。蛋白S通过多种方式增强FVa的失活，这部分内容将在1.3.3.3节中介绍。在存在FXa和凝血酶的情况下，APC对FVa的蛋白水解降解可能受到影响[138，141]。FXa被认为特别保护对Arg506的切割，可能是因为FXa结合到靠近Arg506的FVa外表位上，这个外表位也被APC所共享。因此，FXa的结合在立体上阻碍了APC的活性位点与FVa的Arg506之间的结合[138]。与FXa相反，凝血酶抑制FVa的降解不仅限于一个切割位点[141]。

1.3.3.2　APC对FVⅢa的失活

APC通过引发FVⅢa的A2结构域的解离来使FVⅢa失活（图1.7）[144]。FVⅢa的APC切割位点包括Arg336（位于A1结构域）和Arg562（位于A2结构域）［图1.7（b）］。与FVa的失活不同，Arg336的切割在动力学上更为有利，比Arg562的切割快6倍[21]。除了被APC降解外，FVⅢa还具有不稳定性，其活性可能因A2结构域的自发解离而丧失[144]。与FIXa形成的凝血酶复合物可以稳定FVⅢa，并保护其免受APC失活的影响[144]。

图1.7（a）中，凝血酶（FⅡa）介导的FV激活涉及在FV的B区域的三个精氨酸残基（709、1018和1545）的催化剪切，从而导致B区域的解离。APC通过在Arg306、Arg506和Arg679的催化剪切引发FVa的失活。图1.7（b）中，APC对FVⅢa进行蛋白水解，在Arg336和Arg562的切割导致A2结构域的解离，从而使FVⅢa失活。APC的SPD中的圆圈叉表示表面环的正电荷残

基，这些残基对APC的催化很重要。FⅤa和FⅧa的A1和A3区域之间的小球表示结合的Ca^{2+}/Cu^{2+}离子。

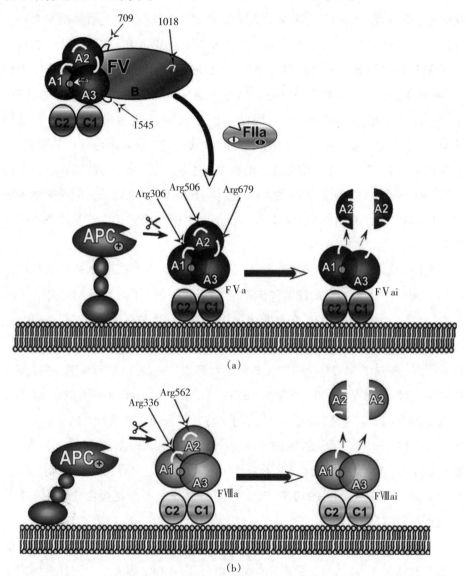

图1.7 蛋白C对FⅤa和FⅧa的失活作用[145]

1.3.3.3 蛋白S在APC抗凝血通路中的作用

蛋白S是一种依赖于维生素K的蛋白质，其作为APC的辅因子而广为人知。成熟的蛋白S由635个氨基酸组成，循环在血浆中的浓度约为350 nmol/L[146]。蛋白S是一个多域分子，包括一个Gla域、一个易受凝血酶敏感的区域

（TSR）、四个类似EGF的结构域和一个C末端的性激素结合球蛋白类似域（SHBG）[146]。Gla域通过与8个钙离子配位，高亲和力地结合于磷脂表面。TSR在缺乏钙和磷脂的情况下容易被凝血酶裂解，目前尚不清楚这种情况是否在生理情况下发生[146]。研究结果表明，蛋白S的Gla、TSR和EGF1-2结构域对于增强APC的功能至关重要。具体而言，Gla域中的Glu36和EGF1结构域中的Asp95对于蛋白S增强APC介导的FVa的失活至关重要[147-148]。蛋白S通过SH-BG域与C4BP形成复合物[146]。约60%的血浆中的蛋白S与C4b结合蛋白（C4BP）相关联，而剩余的40%以游离形式循环[149]。C4BP是一种多聚蛋白，包含几个（6或7个）相同的α链，由一个β链连接在一起，β链能够结合蛋白S[149]。虽然通常只有游离形式的蛋白S被认为是APC的辅因子，但研究结果表明，与C4BP结合的蛋白S也能增强APC介导的FVa降解，尽管其效率不如游离蛋白S高[150]。

蛋白S能增强APC在磷脂存在下对FVa的失活。对Arg306的切割约增强27倍，而对Arg506的切割仅增强5倍[151]。最初提出蛋白S增强APC失活FVa的机制是通过诱导APC发生构象变化，从而使其活性位点更有利于在Arg306处进行蛋白水解[152]。另一个机制认为，蛋白S通过增加APC与膜表面（磷脂）的结合亲和力，提高了APC介导的FVa失活的效率[153]。这种机制与观察到的蛋白S能够提高对所有FVa的切割（包括Arg506、Arg306和Arg679）的结果一致[151]。这也得到了APC与磷脂膜的低亲和力的支持，其表观解离常数 $[K_d (app)]$ 为 $2 \sim 7 \ \mu mol/L$，远高于血浆中APC的浓度，而蛋白S与磷脂的 $K_d (app)$ 为 $4 \sim 15 \ nmol/L$ [154-155]。此外，蛋白S还被认为能够对抗DXa介导的FVa受到APC保护的降解，保护Arg506的切割[151]。然而，目前尚不清楚蛋白S是否直接与FXa竞争以结合FVa[138, 156]。

蛋白S增强了APC对FVⅢa的失活，研究结果表明，对于Arg562，蛋白S的作用更为显著[144]。同时，蛋白S的存在增强了对FVⅢa的失活，使其更倾向于首先发生Arg562的切割[144]。因此，在蛋白S和FV存在的情况下，FVⅢa失活的动力学发生了变化，导致两个切割位点的切割速率相差2倍[144]。

抗凝血蛋白C系统确保凝血酶生成和随后的纤维蛋白凝块形成仅限于血管损伤部位。当在凝血级联反应期间生成的凝血酶逃离止血栓时，游离凝血酶在循环中被AT抑制，或者它与表达在损伤区域附近的完整内皮细胞（EC）表面的 TM 紧密结合。因此，APC 只在纤维蛋白凝块的边缘产生，这限制了纤维蛋白的沉积范围。抗凝血蛋白 C 系统的生理重要性体现在，蛋白 C 同型双倍体缺陷在人类和小鼠中都会导致严重的血栓栓塞性疾病，且在出生后不久就会出现血栓症状[157]。缺乏 TM 在血管内皮中的表达会导致蛋白 C 激活受到损害，进而引发自发性和致命的血栓形成[158]。作为抗凝血剂的 APC 的活性依赖于蛋白 S，这是基于体外血浆的凝血酶生成实验中显示的 APC 的抗凝血活性对蛋白 S 的完全依赖[147]。目前尚不清楚在生理条件下抗凝血蛋白 C 系统在多大程度上依赖于蛋白 S，但可以确定，患有先天性蛋白 S 部分缺乏的个体会出现严重的反复性静脉血栓症状[159]。

1.3.4　APC 的细胞保护途径

除了其抗凝作用外，APC 还表现出在体外细胞培养系统和体内炎症动物模型中的强大细胞保护特性[83, 160-174]。关于 APC 保护细胞的反应机制尚不完全清楚，但有研究人员提出，APC 的 Gla 结构域与 EPCR 的结合赋予了该酶独特的特异性，使其能够激活 PAR1，并在内皮细胞中启动细胞保护信号[129, 164, 165, 175]。

1.3.4.1　APC 的抗炎作用

APC 直接对内皮细胞和白细胞具有抗炎作用，这已得到了广泛的证明。在白细胞方面，APC 的主要作用是调节细胞因子的释放，从而减轻全身性炎症反应。此外，APC 还能抑制内皮细胞中的炎症介质分泌，并减弱黏附分子在内皮细胞表面的表达，减少白细胞的黏附和组织渗透。通过增强内皮细胞的屏障功能，APC 还限制了感染引发的炎症反应对下层组织的损害。

在脂多糖（LPS）诱导的内毒素血症模型中，研究人员已证明 APC 能够抑制单核细胞产生促炎介质[176-178]。动物损伤模型的研究结果表明，APC 可以减少白细胞的细胞因子释放和聚集，从而减轻内毒素诱导的肺部损伤和炎症反应[179-180]。关于 APC 对白细胞的抗炎作用机制，人们尚未完全了解，研究结果表明，EPCR 在 APC 表现出的细胞保护作用中扮演重要角色[181-182]。此外，其他受体，如人类中性粒细胞的 β1 和 β3 整合素、人类单核细胞的载脂蛋白 E 受体 2（apoER2）以及小鼠巨噬细胞的 αMβ2 整合素 Mac-1（CD11b/CD18），也被认为可以调节 APC 的抗炎活性[113, 183-185]。值得注意的是，EPCR 的可溶性形式中缺少跨膜螺旋结构，因此能够与活化的中性粒细胞的整合素CD11b/CD18相互作用[186]，这也增加了APC与Mac-1间接相互作用的可能性。此外，APC还通过抑制自发性单核细胞凋亡，来延长循环单核细胞的寿命[182, 187]。然而，在严重感染病例（如脓毒症）下，这种作用是否有益仍存在争议，因为它可能导致持续的促炎介质释放，引起有害组织损伤，并放大促炎反应。

在内皮细胞上，APC不仅能减少细胞产生促炎性细胞因子（如TNF-α、IL-6、IL-8、MCP-1）的数量[176-177]，还能抑制细胞表面黏附分子（如VCAM-1、ICAM-1、E-选择素和分叉素）的表达（见图1.8）[163, 176, 188]。通过直接减少NF-κB的表达和功能活性[163, 177, 189]，APC抑制了核转录因子κB（NF-κB）介导的基因表达，从而减少了细胞因子信号和黏附分子的生成[190]。APC还通过降低依赖E-选择素的白细胞滚动，限制其浸润，从而减轻炎症反应[191-193]。关于APC对内皮细胞的作用的分子机制范式已经建立，其中EPCR/PAR1轴的参与已经被广泛报道[190]。

APC的抗凋亡和抗炎作用依赖于其与内皮细胞中的EPCR结合以及PAR1的激活。这些作用包括调节抗凋亡和促凋亡基因的表达，同时减少炎性介质和黏附分子的表达。图1.8中，箭头表示刺激，方块表示抑制。

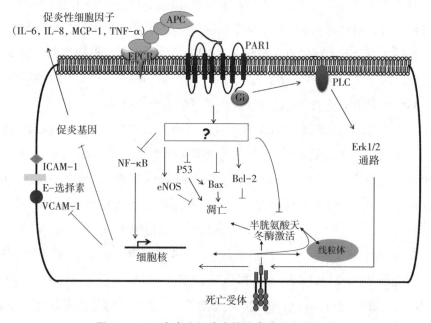

图1.8 APC在内皮细胞中的抗炎和抗凋亡作用

1.3.4.2 APC 的抗凋亡作用

细胞凋亡是一种受到精细调控的细胞程序性死亡过程，在正常生理条件下扮演重要角色，包括免疫系统的发育和功能正常、细胞周转以及胚胎发育等[194]。然而，在许多人类疾病（如缺血性损伤、中风、自身免疫疾病和多种癌症等）中，细胞凋亡受到不同程度的干扰[194]。细胞凋亡可以通过两个途径进行，即内源性途径和外源性途径。在细胞内压力（如缺氧）引发的情况下，内源性途径会引起线粒体中细胞色素C的释放，并激活半胱氨酸天冬酶9[195]。这是内源性凋亡途径的关键步骤。线粒体在平衡凋亡和生存信号方面的作用依赖于中心调节因子，如p53肿瘤抑制蛋白和Bcl-2/Bax家族蛋白[194, 196]。在外源性途径中，细胞通过膜表达的死亡受体与细胞外刺激结合，这个过程依赖早期激活的半胱氨酸天冬酶（如半胱氨酸天冬酶8），并可能利用内源性成分，如Bcl/Bax家族蛋白，或直接激活执行者半胱氨酸天冬酶3[194-195]。无论细胞凋亡是通过内源性还是外源性途径触发，核心执行者半胱氨酸天冬酶3的激活都是细胞凋亡的特征[194-195]。

基于EPCR和PAR1的依赖性，APC通过减弱DNA降解、抑制caspase-3的激活和降低磷脂酰丝氨酸转位到细胞膜外层的方式产生抗凋亡效应[165, 167]。研究结果表明，APC通过调节凋亡相关基因的表达，改变人脐血管内皮细胞（HUVECs）的基因表达谱[163-164, 197]。在受到低氧刺激的人脑内皮细胞中，APC能够抑制肿瘤抑制蛋白p53的活化，调整Bax/Bcl-2比率，并减少caspase-3的激活（图1.8）[165]。同样地，APC通过干预staurosporine、N-甲基-D-天门冬氨酸（NMDA）和t-PA诱导的细胞凋亡级联反应中的多个途径，如抑制p53的活化、凋亡诱导因子（AIF）的核移位、减少caspase 8和3的激活等，来抑制神经血管毒性[160, 168]。总体而言，APC的作用涉及内源性和外源性凋亡途径，具体机制尚不清楚，需要进一步研究APC在抗凋亡作用中的机制。

多个研究小组观察到APC的活化能够引发Erk1/2信号通路的激活[164, 198-199]。这种APC介导的Erk1/2信号通路的激活不仅促进了内皮细胞的增殖[198]，还参与了对TNF信号的损伤反应，抑制了与TNF相关的凋亡诱导配体（TRAIL）的产生[199-200]。

1.3.4.3 APC 对内皮屏障的保护

内皮细胞（EC）位于血管内壁上，形成一个有效的屏障，负责调控血液中液体、大分子、溶质和白细胞的交换。内皮屏障的破坏会导致血液成分的渗漏增加，进而引发组织水肿和功能障碍。内皮细胞的过度通透性是一种严重的临床并发症，在多种严重疾病（如脓毒症、缺血性卒中、糖尿病和急性肺损伤等）中都可以观察到[201]。一般而言，内皮细胞的通透性是通过细胞骨架的收缩力及细胞–细胞连接和细胞–基质相互作用处的黏附力之间的平衡来维持的[202]。

细胞骨架的主要组成部分是肌动蛋白和肌球蛋白。在内皮细胞中，肌动蛋白和肌球蛋白的相互作用主要通过肌轻链激酶（MLCK）引起肌轻链（MLC）的磷酸化来实现。这种收缩过程可以通过增加MLCK的活性（通过Ca^{2+}/钙调蛋白信号传导）或抑制MLC磷酸酶的活性来激活[203]。类Rho小GTP酶是调节MLC磷酸化的上游效应因子[73, 203-204]。此外，内皮细胞间隙的形成也可能由肌动蛋白细胞骨架的破坏或重排引起，这可能是由各种炎症因子（如凝血酶、组胺和血管内皮生长因子）引发的，这些因子导致内皮周缘的肌动蛋白环局部破裂[205]。

除了稳定的肌动蛋白细胞骨架，细胞间的黏附也对内皮细胞完整性的维护起到重要作用。这主要是通过形成黏附连接（AJs）来实现的，AJs作为介导相邻细胞之间的肌动蛋白细胞骨架的中介物。AJs是由葡萄糖酸钙蛋白（尤其是血管内皮葡萄糖酸钙蛋白）组成的蛋白复合物，它们通过α-连素、β-连素、γ-连素和p120与肌动蛋白细胞骨架相互连接。VE-cadherin蛋白的细胞外区域通过Ca^{2+}依赖性同源结合连接相邻的内皮细胞[73]。有研究结果已经证明，VE-cadherin/连素复合物的解离会导致内皮屏障破坏[73-74]。紧密连接（TJs）是连接相邻细胞细胞骨架的另一种连接类型。TJs由跨膜蛋白的螺旋形结构形成，其细胞外区域相互连接。其主要类型包括Claudins、Occludins和JAM-1（见图1.9）。这些蛋白通过它们的胞内区域与适配蛋白（如ZO-1/2/3、cingulin）结合，并与肌动蛋白细胞骨架相互关联。类似于AJs，紧密连接蛋白的解离会影响细胞间连接的密封效果，并导致内皮细胞的超渗透性[206]。

Rho GTPase在调控内皮通透性方面扮演着重要角色，它直接或间接地调节肌动蛋白–肌球蛋白相互作用和细胞连接的组装。Rho GTPase由Rho、Rac和Cdc42三个成员组成，它们的活性与所受刺激类型相关，在不同的条件下可能产生不同的生物学效应。在通常情况下，Rac1有助于维持细胞连接的稳定

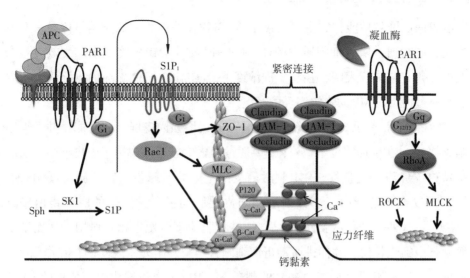

图 1.9　内皮屏障的调控

性，但在受到 VEGF 刺激时，它通过激活 NADPH 氧化酶产生活性氧而参与屏障通路的破坏[207]。类似地，RhoA 在未受干扰的内皮细胞中具有保护作用，但在受到凝血酶刺激时显著增加，导致内皮屏障破坏[204]。在内皮细胞中，连接的稳定状态通过多个途径维持，这些途径促进 Rac1 和 Cdc42 的活化，抑制 RhoA 的活化。黏附连接的形成会引发细胞内信号传导，导致特异性 Rac1 鸟嘌呤核苷酸交换因子（GEF）和 Tiam 的表达上调，从而使 Rac1 得到活化[208]。通过与连接复合物结合，p120-catenin 可以激活 Rac1 和 p190RhoGAP（Rho GTPase 调节蛋白），进一步抑制 RhoA 的活性[209]。在激活的内皮细胞中，凝血酶通过 Gq/Ca^{2+}/PKCα 和 G$_{12/13}$/p115RhoGEF 途径激活 RhoA，此过程依赖 PAR1 的激活[204]。RhoA 的活化会导致肌球蛋白 II 的激活、肌动蛋白介导的内皮细胞收缩和黏附连接（AJs）的解体，从而形成细胞间隙。这可以通过两个独立的途径增加肌轻链（MLC）的水平来实现。一条途径是通过 Rho 关联激酶（ROCK）的活性，抑制 MLC 磷酸酶的活性；另一条途径是通过肌轻链激酶（MLCK）对 MLC 的磷酸化[73]。此外，凝血酶还通过降低环磷酸腺苷（cAMP）表达水平来抑制 Rac1 的活性[204]。

　　cAMP 和 cGMP 通常被认为对内皮屏障功能有改善作用[203]。cAMP 的作用主要表现为稳定内皮连接，抑制肌球蛋白轻链激酶（MLCK）的活性，并促进应力纤维的形成[210-211]。cGMP 是通过 Ca^{2+}/NO 依赖途径产生的，并通过多种机制改善内皮屏障功能：它主要通过激活cGMP调节的蛋白激酶信号传导来发挥作用，同时通过增加细胞质中的Ca^{2+}水平和抑制cAMP的降解来产生效应[210]。然而，研究结果还表明，在超生理浓度下，cGMP也可能破坏内皮屏障，这主要是通过促进cAMP的降解实现的[212]。

S1P/S1P$_1$信号通路通过稳定细胞骨架元素增强内皮屏障的功能，并重组细胞骨架[74]。在生理浓度下，S1P主要通过S1P$_1$信号通路作用于内皮细胞，从而维持内皮屏障的完整性。S1P刺激内皮细胞中的肌球蛋白轻链激酶（MLCK）转位到皮层肌动蛋白上，并磷酸化与皮层肌动蛋白共定位的肌球蛋白轻链（MLC）。这种磷酸化的MLC可以与纤维状肌动蛋白发生相互作用，从而稳定肌动蛋白细胞骨架，并促进肌动蛋白细胞骨架与黏附元素之间的相互作用[74]。相反，在炎症因子（如凝血酶）的刺激下，MLCK会磷酸化中心位置的MLC，导致严重的细胞质肌动蛋白应力纤维的形成和局部肌动蛋白收缩，从而破坏内皮屏障，形成细胞间隙[74]。S1P还能促进cortactin的转位，这是一种与F-actin结合的蛋白，它也可以刺激肌动蛋白的聚合，并稳定细胞周缘的纤维状肌动蛋白网络[74]。S1P/S1P$_1$信号通路与细胞间连接的装配/稳定及VE-cadherin/β-catenin的转位机制相关。破坏AJs的组装，如对凝血酶的刺激，会导致在细胞间隙形成的位置发生变化[73, 213]。

APC通过介导EC屏障的稳定，保护EC屏障免受炎性因子（如凝血酶和TNF-α）的干扰[110, 129, 171, 190, 214]。这种EC屏障的保护作用体现在多个方面。EPCR与APC结合后激活PAR1，进而刺激SK1介导的S1P产生，该信号通过S1P$_1$传递[129, 169, 215]。APC诱导皮层MLC磷酸化和肌动蛋白在皮层下的聚集[169]。此外，APC还诱导Rac1依赖的细胞骨架重排，有助于保护EC屏障，其中抑制NF-κB途径已被证明参与其中[169, 216]。在HUVEC中，APC通过激活血管生成素和Tie2上调ZO-1在细胞周边的表达[217]。

APC刺激SK1活性，从而促进S1P的合成。释放的S1P与S1P$_1$受体结合，并通过Gi/Rac1依赖性增强内皮屏障而发挥作用。这些作用包括cortactin的转位和局部化在皮层肌动蛋白上的MLC的磷酸化，AJs（cadherin，p120 α，β和γ-Cat）和TJs的形成，从而稳定肌动蛋白骨架，并增强相邻细胞的黏附。当内皮受到凝血酶的刺激时，Gq和$G_{12/13}$与PAR1耦合，导致RhoA的激活和最终形成应力纤维。笔者使用先前研究的信息画出图1.9[129, 169]。

关于 APC 和凝血酶的作用效应引出了一个问题：为什么 APC 激活 PAR1 能增强内皮细胞屏障的功能，而凝血酶激活同样的受体却会导致内皮细胞屏障的功能紊乱？研究结果揭示了这一问题的关键：EPCR 在介导 APC 诱导的细胞保护中扮演重要角色，这与凝血酶激活的 PAR1 有所不同。具体来说，研究揭示了 APC 对内皮细胞的有益效应与 PAR1 的激活相关，而 PAR1 与 EPCR 共定位于丰富糖脂的囊泡（caveolae）中[128-129]。

囊泡是细胞膜中一种富含胆固醇和鞘脂、可作为信号复合物组装的微区域，而脂质漂浮区域则是这些微区域的一种类型[218]。囊泡的特征表达在细胞膜内侧的蛋白质 caveolin[218]。值得注意的是，内皮细胞中 caveolin-1 的缺乏会影响由 APC 介导的信号传导。但不会影响由凝血酶介导的信号传导，这表明这种与囊泡相关的蛋白在 APC 信号传导中扮演关键角色[214]。EPCR 和 PAR1 在囊泡中的共定位进一步支持了 APC 激活 PAR1 发生在细胞膜这个区域的观点[128]。需要注意的是，在静息状态的内皮细胞中，caveolin-1 与 PAR1 和 EPCR 都有关联[50]。当 APC 与 EPCR 结合时，caveolin-1 从 EPCR 中解离，促使 Gi 蛋白与 PAR1 结合[50]。在这种情况下，APC 产生的细胞保护效应与 Gi/Rac1 的激活相关，从而下调 NF-κB 通路[216]。相反，凝血酶激活的 PAR1 与 caveolin-1 无关，或者可以在不依赖囊泡的情况下激活 PAR1，使激活的 PAR1 与 Gq 和 $G_{12/13}$ 结合，进而激活下游的 RhoA 和 NF-κB，最终导致细胞高渗透性[216]。

研究结果表明，PAR1 的内吞作用会影响其信号持续时间和不同的 G 蛋白耦合[219]。APC/EPCR 激活的 PAR1 在长时间的 APC 处理后仍保留在细胞膜表面，这与细胞质钙离子水平的持续增加有关[113, 214, 220]。相比之下，凝血酶诱导的 PAR1 内吞和降解是快速的，并伴随着短暂的细胞质钙浓度增加[113, 213]。这进一步表明，APC/EPCR 复合物激活的 PAR1 存在于一种特定的脂质筏亚群中，导致其具有与细胞膜表面的 PAR1 不同的关联能力。

有趣的是，当 EPCR 被活性位点突变的蛋白 C 零级酶（S360A）占据时，凝血酶介导的 PAR1 激活与 APC 类似，导致细胞的保护性反应[50, 113, 215, 221]。此外，一种带有 APC Gla 结构域替代的凝血酶中间体（凝血酶前体具有 Gla 和 Kringle-1、Kringle-2 结构域）与 EPCR 相互作用，引发内皮细胞中的保护性信号效应[50]。这表明，决定内皮细胞的细胞反应的是 EPCR 的占据，而不是切割 PAR1 的蛋白酶类型。EPCR 介导了受体复合物的 caveolin-1 相关重排，影响了PAR1启动信号的持续时间，以及激活后PAR1与特定细胞内信号传递分子的关联，从而改变了PAR1介导的反应。

值得注意的是，低浓度（20～50 pmol/L）的凝血酶降低了HUVECs的通透性[50, 129, 215]。目前对这一机制的了解尚不完全，但可能与凝血酶受体的低活性有关。在高浓度下，凝血酶具有破坏性的作用，但在EC$_{50}$（50 pmol/L）以下具有保护作用[55]。Bae等人研究发现，凝血酶的内皮屏障保护作用与PAR3的活性有关[215]，而PAR1的异源二聚化可能调节其信号传导的特异性[221]。这些研究进一步指出，其他相互作用可能调节PAR1对蛋白酶的反应。

1.3.5　抗凝血和细胞保护性质的分离

蛋白C/APC的结构功能研究揭示了该酶与其受体、辅因子和底物之间关键的相互作用位点。通过这种方式可以解析APC的功能，并进一步探索其多种活性的机制。研究人员在各种动物损伤模型中观察到APC的有益效应，例如LPS诱导的内毒素、肺部炎症和损伤、中风及伤口愈合/血管生成[190]。鉴于以上这些观察结果，人们迫切需要深入了解APC在不同类型损伤中的作用机制，以便区分APC的关键活性和次要活性。这将有助于开发更安全有效的APC衍生物。

APC的抗凝活性依赖于与蛋白S结合的蛋白酶对FⅤa和FⅧa进行蛋白水解失活。APC对FⅤa的失活取决于FⅤa和APC分子之间的特定相互作用，其中APC表面的SPD环上带有正电荷的残基对这种相互作用至关重要。这些关键环包括37环（残基190～193）和70环（残基225～235）。研究人员发现，将带有正电荷的残基KKK191～193和RR229/230替换为丙氨酸和丙氨酸/丙氨酸，会严重损害APC变体的抗凝活性（活性降低至正常活性的4%～14%）[222]。有趣的是，这些APC变体（APC-3K3A和APC-RR229/230AA）仍然具有依赖于PAR1和EPCR的抗凋亡活性[223]。

基于70环与FⅤa之间的相互作用需要该环中钙离子配位机制的事实，研究人员通过将位于两个反平行β链上的Asp223和Arg237替换为半胱氨酸，形成了两个β片段之间的二硫键[224]。该二硫键稳定了环的结构，阻止其与Ca^{2+}结合，从而阻断了与FⅤa的相互作用[224]。类似地，这种APC变体几乎失去了抗凝活性，但其细胞保护活性仍然存在[224]。

早期研究发现，APC的Gla结构域中的关键表面残基，包括Asp36、Leu38和Ala39，负责与蛋白S发生相互作用。将这些残基替换为前凝血素中相应的残基（Ala36、Asp38和Val39），产生了一个正确折叠的Gla结构域，但无法再与蛋白S发生增强作用。同样，这种APC变体（D36A/L38D/A39V）在抑制凝血酶生成方面的活性非常低（与野生型APC相比，活性降低到小于5%），但其细胞保护活性（抗凋亡和抗高渗透性）保持正常[94]。

EPCR的结合是APC细胞保护信号在内皮细胞中发挥作用的先决条件[164、172、198、225]。APC/蛋白C通过其Gla结构域的ω环与EPCR结合，其中Leu8与EPCR上一个互补的凹槽发生疏水相互作用（参见图1.6和图1.10）[124]。尽管前凝血素的Gla结构域与蛋白C/APC的结构高度相似，但由于在相应位置存在一个缬氨酸，它无法与EPCR结合，因此，L8V突变导致了一个蛋白C变体，其Gla结构域能够正确折叠并正常结合磷脂，但无法结合EPCR[124]。研究结果表明，APC-L8V具有与野生型APC相当的对FVa的水解能力[124]。

位于325-333螺旋中的两个残基Glu330和Glu333（见图1.10）与PAR1的外位点相互作用。通过分析APC-E330A和APC-E333A突变体，研究人员发现这些突变体具有正常的抗凝血活性，但无法切割PAR1，因此无法对内皮细胞产生细胞保护作用[110]。

基于对APC突变的研究，研究人员可以通过基因工程来生成保留细胞保护作用但抗凝血活性降低的APC变体。这些APC变体能够保持其细胞保护作用，且失去了抗凝血特性，这可能具有重要的治疗潜力，以预防伴随的不良反应，如出血。

图1.10中关键残基已标出，每个功能已在1.3.5节中做了介绍。

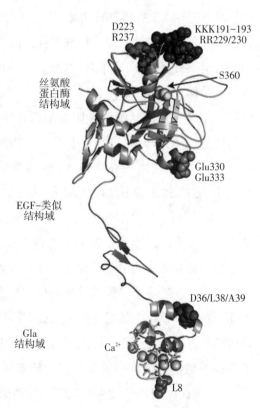

图1.10　APC抗凝血或细胞保护特性的重要残基

1.4 炎症和凝血

炎症和凝血是彼此紧密相互作用的先天宿主防御系统的重要组成部分。它们共同协作来识别和清除入侵的病原体，并控制组织和血管损伤。这两个系统之间存在广泛的相互作用，其中炎症激活了凝血反应，而凝血也以多种方式显著调节炎症反应。一般而言，炎症通过诱导组织因子（TF）的表达、抑制某些抗凝血系统以及抑制内源纤溶等方式激活凝血反应。而凝血驱动的炎症调节涉及激活的凝血因子对炎症细胞和内皮细胞上特定细胞受体的作用。

1.4.1 炎症概述

炎症是对身体任何类型损伤的适应性反应。急性炎症反应被认为是有益的，因为它旨在中和入侵的病原体/刺激物并修复组织损伤。而炎症反应的失调或持续可能导致生物体器官功能受损，并变得有害[225-227]。在出现感染或创伤的情况下，急性炎症被触发，白细胞快速而协调地被输送到感染或损伤部位，然后进行组织修复[227]。对于微生物感染（如细菌感染），急性炎症始于被先天免疫系统受体（例如Toll样受体[226, 228-229]）所识别。这主要由中性粒细胞、驻留的巨噬细胞、树突状细胞和肥大细胞介导，它们迅速释放炎性介质（趋化因子、细胞因子）作出反应。例如，IL-1和TNF-α的促炎细胞因子会激活内皮细胞[230]。激活的内皮细胞还会产生炎性介质，如IL-8和趋化蛋白-1（MCP-1），并在其表面表达EC黏附分子（如E-选择素、P-选择素、ICAM和VCAM），同时增加其通透性[231]。这些事件中的大多数是通过活化NF-κB介导的，它是一个转录因子，控制许多促炎介质的基因表达[232]。这些黏附分子的作用是招募被激活的中性粒细胞，并增强血管通透性，从而促使中性粒细胞穿过血管壁，并迁移至受损或感染部位[64-65, 67]。被输送至受炎组织的中性粒细胞可通过释放其颗粒中的毒性成分来破坏微生物。成功和受控的急性炎症反应最终包括消解和修复阶段。这主要通过组织中驻留的巨噬细胞或在此阶段被招募的单核细胞的吞噬作用来介导，这些细胞对在该阶段释放的抗炎介质作出反应[227]。然而，如果急性炎症反应未能清除病原体（如持续存在的病原体或自身抗原），炎症过程将持续下去，并可能导致慢性炎症性疾病[226]。

1.4.2 炎症激活凝血反应

急性炎症反应引起的凝血激活和纤维蛋白沉积在限制炎症活动于受伤或感染部位方面具有重要作用，体现了凝血与炎症之间的生理效率关系的优势。然而，在严重感染（如脓毒症）等疾病中，炎症所引发的凝血也可能发挥作用。

首先，炎症可以通过诱导组织因子TF的表达来启动凝血过程。在体内，IL-6在炎症诱导的TF表达中起到主要作用。这一观点得到了试验支持，试验结果表明，阻断IL-6可以完全预防依赖TF的凝血酶生成，例如在实验性内毒素血症的动物模型中[233]。在培养的内皮细胞中，促炎细胞因子如TNF-α、IL-1和单核细胞趋化蛋白-1（MCP-1）也能够诱导TF的表达[9, 234]。从自然的炎症反应中可以观察到，低剂量的实验性内毒素血症会引起内皮细胞、单核细胞/巨噬细胞和树突状细胞中TF合成的上调[72]。此外，炎症还刺激各种血液中的细胞产生微粒[72]。这些由被刺激的单核细胞产生的微粒子携带大量的TF，并在与其他细胞融合的过程中将TF转移到它们的细胞表面[72]。

其次，在炎症过程中，自然抗凝系统的功能被下调，尤其是蛋白C和抗凝血酶（AT）途径[235]。在严重的炎症性疾病中，AT系统受损，原因是中性粒细胞激活释放的弹性蛋白酶引起的AT合成下降和降解增加[235]。此外，糖胺聚糖的合成下降也会影响AT的功能，因为糖胺聚糖是AT的辅因子[235]。炎症性疾病中的蛋白C途径也受到严重影响，如蛋白C的合成受损和降解增加导致血浆中蛋白C水平下降[235]。此外，TM的下调会降低APC的生成能力[236]。急性炎症过程还会促进α1-抗胰蛋白酶的产生，它是APC的抑制剂[237-238]。此外，血浆中C4BP水平增加导致游离蛋白S减少。在炎症性疾病（如败血症）中，EPCR的表达也会降低[239-240]，从而进一步影响蛋白C系统的正常功能。

最后，在炎症期间，纤溶作用也受到严重抑制，导致广泛的纤维蛋白沉积。在炎症过程中，虽然t-PA和u-PA通过炎症细胞因子（如TNFα和IL-1β）的刺激迅速释放[241]，但ECs持续分泌的PAI抗调节t-PA/u-PA的效应，从而抑制了纤溶作用，这可能会加重败血症中的器官损伤[72, 241]。

1.4.3 凝血影响炎症

炎症与凝血之间存在双向调节作用，凝血也可以刺激炎症活动。活化的凝血因子和辅因子可以激活特定的细胞受体（如PARs），触发细胞内信号传导，从而影响炎症细胞的反应。FXa、凝血酶和纤维蛋白能够通过内皮细胞和单核细胞诱导前炎症细胞因子的合成，如IL-6和IL-8[242]。TF的表达对于FⅦa通过PAR2在血管细胞中的信号传导至关重要，从而导致前炎症介质的分泌和白细胞黏附蛋白的表达[235]。FXa作为游离的蛋白酶，或者作为TF/FⅦa/FXa三元复合物的一部分，通过与细胞上的PAR1和PAR2进行信号传递，能够促使细胞产生细胞因子（如IL-1β、巨噬细胞炎症蛋白MIP-2α）、合成黏附分子，以及增强白细胞的黏附和迁移[72]。凝血酶作为与炎症相关的最多功能凝血蛋白酶，其作用已在1.2.4节中进行了介绍。

尽管凝血能以多种方式调节炎症，但仅仅通过抗凝剂的阻断并不能确保限制炎症。APC可以通过多种机制来调控炎症，然而，其他抗凝剂（如AT、TF-PI和肝素）的使用并没有显示出相同的疗效[201]。一些人认为，APC的抗炎效应可能不仅仅是由于其抗凝作用[94, 223]，这进一步表明仅仅通过凝血抑制来控制炎症可能是不够的。

1.5 蛋白激酶C

蛋白激酶C（PKC）是一类与G蛋白偶联受体和其他外源活化细胞反应有关的丝氨酸/苏氨酸相关激酶的超家族[243-244]。该家族包括多个亚型，根据它们的结构和活化方式，可分为三个亚组：经典型PKC亚型（包括α、β1、β2和γ）的激活依赖于Ca^{2+}、二酰甘油（DAG）和磷脂酰丝氨酸；新型PKC亚型（包括ε、δ、θ和η）的激活依赖于DAG和磷脂酰丝氨酸，但不依赖于Ca^{2+}；非典型PKC亚型（包括ζ和ι/λ）的激活则不依赖于Ca^{2+}和DAG[244-245]。

1.5.1 PKC的结构和活化

PKC同源酶是AGC激酶（包括PKA、PKG和PKC）家族的成员，它们具有相似的基本结构：一个N末端的调节域和一个C末端的激酶域，通过一个柔性的铰链段连接（见图1.11）。PKC通过自抑制的伪底物序列（位于调节域内）占据催化域的底物结合位点，从而保持无活性状态[246]。C1结构域存在于经典型和新型PKC中，并含有结合二酰甘油（DAG）的序列[244, 247-248]。C2结构域通过钙离子与阴离子脂质结合[244, 247-248]。由于新型PKC的C2区域缺乏关键的钙配位酸性残基，因此它们的活性与钙无关[248]。在C1结构域存在的变异体和非典型PKC中缺乏C2结构域使得这些PKC同源酶对DAG或钙不敏感，而这些PKC同源酶的活性主要由PB1结构域的蛋白质调节[247-248]。

PKC的活化过程涉及一系列事件。在受到GPCR或受体酪氨酸激酶的刺激后，细胞内产生的DAG和Ca^{2+}会使PKC与细胞膜结合，通过其C1和C2结构域与膜脂质相互作用[248]。这种结合引发PKC构象的变化，解除其自我抑制，从而使其能够被激活并和磷酸化底物结合[245]。需要注意的是，非传统配体（如短链磷脂酰胆碱和精氨酸）也可以介导伪底物片段的释放[249-251]。PKC同源酶中的磷酸化位点高度保守，包括活化环、转位基序和疏水基序。活化环的磷酸化依赖于上游激酶的作用，在PKC的三个亚型中，磷脂酰肌醇依赖激酶1（PDK-1）负责此过程[252-255]。活化环的磷酸化随后引发转位基序和疏水基序的自磷酸化。后者的磷酸化主要负责蛋白质的稳定性，使其更有利于催化反应的进行[256]，而活化环的磷酸化对于赋予酶以催化活性则至关重要[245]。激活的PKC进一步磷酸化和激活一系列激酶，以调节多种细胞反应，包括调控细胞膜结构事件、细胞增殖以及多种炎症反应[244, 257-261]。

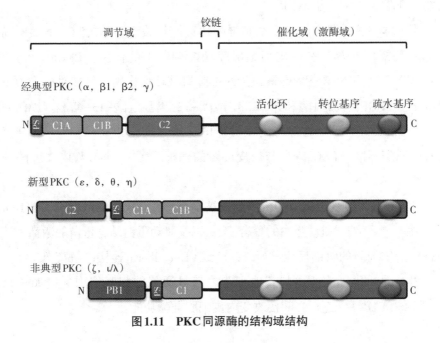

图1.11　PKC同源酶的结构域结构

PKC具有保守的催化域（激酶域）和相对可变的调节域。伪底物（PS）基序存在于所有PKC的调节域中。新型PKC的C2结构域和非典型PKC的C1结构域的变异体分别失去了钙结合和DAG结合的能力。非典型PKC缺乏C2结构域，决定了这些PKC同源酶的活性不依赖于钙。

1.5.2　PKC的功能

PKC在调节细胞增殖、分化、凋亡/存活及多种炎症反应中发挥重要作用[244, 257-261]。然而，由于PKC在细胞内的分布、活化模式和功能角色方面的多样性[243]，其效应通常呈现细胞类型特异性。

内皮细胞中存在多种PKC亚型，包括α、β、ε、δ、ζ、η、θ、λ，它们在不同的刺激条件下发挥着不同的作用，并且有时存在功能上的冗余。研究结果表明，在VEGF诱导的内皮细胞信号通路中，PKCε的激活通过诱导下游的抗凋亡蛋白Bcl-2，并抑制caspase-3的活化，从而产生强效的抗凋亡效应[262]。而PKCβ在VEGF诱导的内皮细胞高渗透性中发挥重要作用[263]。有趣的是，通过激活Erk1/2通路[264-265]，PKCα、β和θ在VEGF诱导的内皮细胞增殖中起到关键作用。需要注意的是，不同细胞类型中PKC亚型的表达存在差异，因此其功能在细胞特异性上有所不同。

鉴于本书着重研究与内皮细胞屏障通透性相关的调节机制，下面所描述的PKC功能仅涉及其在内皮细胞屏障功能调节中的作用。PKCα[263, 266-270]、PKCβ[263, 271-275]和PKCδ[276-279]被认为对屏障有破坏性作用，例如对血管内皮生长因子（VEGF）、凝血酶和邻苯二甲酸酯-12-肉豆蔻酰-13-醋酸（PMA）的反应。而PKCε的活化通常与内皮屏障的保护性反应相关[270, 280-283]。与其他PKC同源酶不同，PKCζ既参与内皮屏障的保护[284-286]，也参与内皮屏障的破坏[287-289]。

PKC参与屏障功能调节的机制已经被广泛研究。PKC的激活可引起Rho通路的激活[266, 290-291]、肌动蛋白的聚合[292]，以及肌动蛋白结合蛋白的激活[292-293]，并触发内皮细胞的收缩反应[289, 292]，导致VE-cadherin连接的解离[268, 294]。此外，PKC的活化可能通过与其他细胞内信号通路的相互作用（例如一氧化氮[295-297]和S1P[78-79]途径）间接改变内皮细胞屏障功能。

1.6　本书的主要工作

APC和凝血酶在内皮细胞中通过激活相同的PAR1受体引发相反的细胞反应，并且APC和凝血酶针对PAR1的不同亚群。APC选择性地激活定位在细胞膜凹槽中的PAR1亚群，而凝血酶介导的信号传导对凹槽定位并不重要[213]。因此，不同的受体构象可能由于不同的G蛋白偶联而触发不同的信号通路[50, 73, 128, 298]。虽然PAR1在内皮细胞膜的定位为APC和凝血酶通过PAR1选择性信号传导提供了基本框架，但对蛋白酶选择性通过PAR1信号传导的详细机制仍有待完全阐明。本书总体研究目标是确定内皮细胞中对APC和凝血酶介导的不同信号通路起调节作用的下游因子，尤其关注多种信号反应中不同PKC同源酶的参与和它们的潜在作用。

本书的首要研究目标是利用APC变体和受体阻断抗体来研究内皮细胞中APC信号传导的受体/共受体特异性。为此，构建了四种蛋白C变体，并在哺乳动物细胞系中进行表达，然后进行纯化和激活（第3章）。同时检测了它们的抗凝活性（第4章），并确定了APC和凝血酶对PAR1的切割能力（第5章）。此外研究了PAR1和EPCR对APC介导的Erk1/2激活和增强内皮细胞屏障完整性的依赖性（第6章）。最后，本书探究了APC和凝血酶引发不同细胞反应的机制，尤其关注其与PKC的相关性（第7章）。

第2章　研究方法

本书整体研究方法见图2.1。

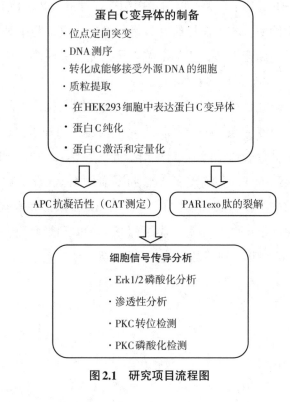

图 2.1　研究项目流程图

2.1　人类蛋白C变异体的制备

2.1.1　构建野生型蛋白C载体

蛋白C载体pRc/CMV/人类蛋白C，包含野生型人类蛋白C cDNA，由

Bjorn Dahlback教授（瑞典马尔默伦德大学）提供。在将其克隆到pRc/CMV载体（Invitrogen）之前，人类蛋白C cDNA在每个末端都连接了HindⅢ和NotⅠ的限制酶位点（图2.2）。pRc/CMV/人类蛋白C载体含有SV40复制起始位点、巨细胞病毒（CMV）和T7以及Sp6启动子。它还对氨苄青霉素（Ampicillin，Amp）和新霉素（Neomycin）具有抗性。pRc/CMV/人类蛋白C质粒被用作定点或复合突变的模板来生成单点或复合蛋白C变异体。

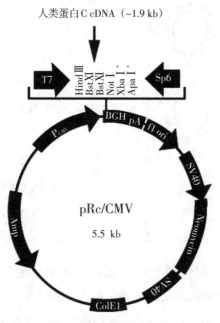

图2.2　蛋白C表达载体

pRc/CMV/人类蛋白C载体包含人类蛋白C cDNA，其两端被HindⅢ和NotⅠ的限制酶位点夹持。CMV启动子增强了哺乳动物细胞中蛋白C的表达。氨苄青霉素抗性基因和新霉素基因可用于细菌转化和哺乳动物细胞转染中的载体选择。T7和Sp6启动子使得可以使用T7和Sp6引物对插入物进行测序。

2.1.2　点突变的蛋白C突变体

使用QuickChange Ⅱ XL定点突变试剂盒（Stratagene）通过定点突变法生成蛋白C变异体（如图2.3）。具体来说，设计包含所需突变的互补引物，由Thermo Scientific加工生产。在表2.1列出的组分中，以25 μL为比例制备样品反应液，然后添加1.25 U PfuUltra HF DNA聚合酶。使用聚合酶链式反应

（PCR）和表2.2中列出的循环参数，产生和扩增突变的双链DNA。在转化细菌前，使用5 U Dpn I限制酶处理终产物，以在37 ℃下消化母体双链DNA。

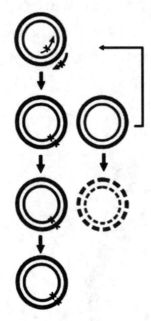

1. 变异链合成
   执行热循环处理
   ·解旋DNA模板
   ·退火含有所需突变的突变引物
   ·使用 PfuUltra DNA 聚合酶扩增并整合这些引物

2. Dpn I 消化模板用 Dpn I 消化母体的甲基化和半甲基化 DNA

3. 转化
   将突变分子转化到有能力的细胞中进行缺口修复

图2.3 定点突变法

定点突变法的步骤包括使用替代碱基的引物通过 PCR 引入突变（s），Dpn I 限制酶对模板进行消化，然后转化进入能修复切口的细胞中。

表2.1列出了用于产生蛋白C突变体的 PCR 反应体系组成（不包括聚合酶）。

表2.1 定点突变PCR反应体系

组分	体积/μL
10×反应缓冲液	2.5
野生型人类PC载体（20 ng/μL）	1
前引物（10 μmol/L）	0.75
反引物（10 μmol/L）	0.75
dNTP 混合液	0.5
Quick Solution	1.5
ddH$_2$O	21
总计	25

表2.2列出了用于生成蛋白C突变体的PCR循环参数。

表2.2 PCR循环参数

段	温度/℃	时间/s	循环数
1	95	60	1
2	95	50	18
	60	50	
	68	7.5	
3	68	7	1
	4	∞	

2.1.3 XL10-Gold超感受态细胞的转化

使用XL10-Gold超感受态细胞（New England Biolabs）对突变的人类蛋白C载体进行转化。具体来说，将45 μL的细胞冰上解冻后，与2 μL β-巯基乙醇在冰上轻轻旋转混合，每隔2 min轻摇一次。将Dpn I 处理后的DNA（2 μL）与细胞轻轻混合，转化混合物在冰上再孵育30 min。将细胞在42 ℃下热冲击30 s后，在冰上孵育2 min。在将500 μL预热的S.O.C.培养基（Invitrogen）加入反应后，在37 ℃下摇动孵育1 h。经转化的细胞（100 μL）在LB-Amp（100 μg/mL）琼脂平板（Invitrogen）上孵育过夜后被选取。挑选出抗氨苄青霉素的菌落，每个菌落在含100 μg/mL氨苄青霉素的LB培养基（Invitrogen）中以225 r/min的速度在37 ℃下摇动过夜。

2.1.4 质粒小规模纯化和突变验证

使用Plasmid Miniprep试剂盒（Qiagen）提取野生型蛋白C变异体的质粒DNA。测序使用T7、hSP和Sp6引物（表2.3）进行，这三个引物共同覆盖了蛋白C插入物的整个序列。

表2.3 蛋白C载体的测序引物

ID	序 列
T7	5′– TAA TAC GAC TCA CTA TAG GG – 3′
hSP	5′– ACA GAA GAC CAA GAA GAC CAA – 3′
Sp6	5′– GAT TTA GGT GAC ACT ATA G – 3′

使用上述三个引物的组合来确认突变成功，并确保插入的蛋白 C 序列中没有错误。

2.1.5 质粒大规模纯化和定量

使用 Qiagen Maxiprep 试剂盒制备大量经验证的质粒 DNA，以获得足够的 DNA 用于哺乳动物细胞转染。大规模纯化的质粒通过分光光度计（JENCONS-PLS）进行定量。在波长 260 nm 处读取吸光度，使用吸光度参数 260/280 比值，比值在 1.8 和 2.0 之间。

2.1.6 菌群保存

从用于 Maxiprep 的 500 mL 细菌培养物中提取 800 μL 与 200 μL 无菌甘油（Sigma）混合，得到均匀混合物，然后在 -80 ℃保存。

2.2 重组人类蛋白 C 的表达

2.2.1 细胞培养

使用人类胚胎肾（HEK）293 细胞（ATCC）进行蛋白 C 载体的稳定转染。细胞在 37 ℃、5% CO_2 的湿润孵育箱中培养。HEK293 细胞的完全培养基为最低限度培养基（MEM，Invitrogen），补充 10% 胎牛血清（FCS）（Biosera）、2 mmol/L-谷氨酰胺（Invitrogen）、1 × 非必需氨基酸（Invitrogen）、1 U/mL 青霉素和 0.1 mg/mL 链霉素。细胞在每 3 d 更换一次培养基，达到完全汇聚后，用磷酸盐缓冲液（PBS，10 mmol/L 磷酸缓冲液、2.7 mmol/L 氯化钾、137 mmol/L 氯化钠）（Invitrogen）洗涤，并在 175 cm^2 培养瓶中进行 1∶3 稀释。

2.2.2 HEK 293 细胞的稳定转染

使用 Lipofectamine 2000（Invitrogen）进行细胞转染，以实现稳定表达蛋白 C 的 HEK293 细胞系。具体来说，将细胞播种在含有完全 MEM 培养基的 6 孔板中，并在生长至 90%～95% 汇聚度后进行转染。将蛋白 C cDNA（4 μg）和 Lipofectamine 2000（10 μL）分别稀释到 250 μL OptiMEM 培养基（Gibco-BRL）

中。在室温下孵育 5 min 后，将 DNA 溶液滴加到 Lipofectamine 2000 溶液中，并在室温下继续孵育 5 min。得到的转染混合物均匀地加在细胞表面，并加入 2.5 mL OptiMEM。处理后的细胞在 37 ℃、5% CO_2 下孵育 4~6 h，然后用完全 MEM 培养基取代培养基。24 h 后将细胞按照 1∶10 稀释，并在含有 1 mg/mL G418 硫酸盐（Calbiochem）的完全 MEM 培养基中选择培养约 10 d。稳定转染的 HEK293 细胞在含有 200 μg/mL G418 硫酸盐的完全 MEM 培养基中培养。

2.2.3 细胞系的冷冻保存和复苏

当细胞达到汇聚度时，用 PBS 洗涤 2 次，然后用胰蛋白酶（每个 175 cm² 培养瓶 500 μL）脱离，再使用约 10 mL 完全培养基中和胰蛋白酶。以 1200 r/min 离心 5 min 后，细胞在冷的完全培养基中重悬，细胞密度为 6×10^6 个/毫升。将冷的含有 10% 二甲基亚砜（DMSO）的完全培养基等体积加入到细胞悬浮液中。混合后立即将细胞分装到冷冻管中，每个管中 1 mL，并在 -80 ℃ 的冷冻容器中保存过夜，然后转移到液氮中。从液氮中复苏细胞时，冻存管先在冰上短暂携带，然后在 37 ℃ 的水浴中解冻。将细胞悬浮在约 20 mL 温暖的完全培养基中，离心去除 DMSO。以 4 mL 完全培养基中的重悬细胞，在 25 cm² 培养瓶中培养至汇聚后，再进行培养扩大。

2.2.4 蛋白 C 表达和收集

稳定转染的 HEK293 细胞在含有 20 μg/mL 维生素 K（Roche）的 OptiMEM 培养基中利用三重或超高 -175 cm² 培养瓶培养。3 d 后收集培养上清（CM），先离心并过滤以去除细胞残骸，然后通过切向流过滤（TFF，Millipore）浓缩约 10 倍。浓缩的 CM 在 4 ℃ 过夜与 5 L TBS（pH 7.4）（20 mmol/L Tris-HCl，pH 7.4；150 mmol/L NaCl）进行缓冲交换，然后进行纯化。

2.3 蛋白 C 纯化

2.3.1 阴离子交换色谱纯化蛋白 C

使用 AKTA 纯化仪（GE healthcare）和 5 mL 阴离子交换 Q-Sepharose Fast

Flow（QFF）柱（Amersham Biosciences）从2.2.4节制备的CM（调理培养基）中纯化野生型蛋白C和蛋白C变异体。将浓缩、透析的CM加入到用TBS（pH 7.4)/5 mmol/L EDTA平衡的柱中。然后用TBS（pH 7.4）洗涤柱，以洗脱弱结合的蛋白。使用TBS（pH 7.4)/50 mmol/L CaCl₂洗脱蛋白C。接着用20 mmol/L Tris-HCl（pH 7.4)/1 mol/L NaCl洗脱柱，并用ddH₂O洗脱，然后保存在20%乙醇中。为避免交叉污染，柱只用于纯化相同的变异体。

2.3.2 纯化蛋白C的分析

2.3.2.1 SDS-PAGE

使用十二烷基硫酸钠-聚丙烯酰胺凝胶电泳（SDS-PAGE）分离每个纯化分数中的蛋白质，该分离在XCell SureLock Mini Cell（Invitrogen）中进行。简而言之，样品使用1×NuPAGE LDS样品缓冲液（Invitrogen）制备，如果需要还可以补充10% β-巯基乙醇以便在还原条件下进行。制备的样品在95 ℃下加热5 min，然后在200 V下进行电泳，使用4%～12%预铸NuPAGE Novex Bis-Tris凝胶（Invitrogen）进行40 min，或使用自制的10% SDS凝胶在130 V下电泳10 min，然后在200 V下电泳1 h。

2.3.2.2 孔雀石绿染色

将SDS-PAGE凝胶用ddH₂O洗涤3次，每次5 min（3×5 min），然后使用10 mL染色液（Thermo Scientific）染色1 h。为了去染，用ddH₂O多次洗涤约1.5 h，直到获得清晰的条带。

2.3.2.3 Western印迹法

在SDS-PAGE之后，将凝胶用ddH₂O洗涤，然后在转印缓冲液（25 mmol/L Tris base，190 mmol/L甘氨酸和20%甲醇）中以30 V的电压在Hybond-ECL硝酸纤维膜（Amersham Biosciences）上转印，使用XCell Ⅱ免疫印迹模块（Invitrogen）。膜在封闭缓冲液［5%无脂牛奶/PBS（质量/体积)］中进行封闭，室温孵育1 h或在4 ℃过夜。

为了检测蛋白C，将膜在封闭缓冲液中与2.2 μg/mL多克隆兔抗人蛋白C抗体（Sigma Aldrich）孵育1 h。然后在相同缓冲液中孵育1 h，使用2 μg/mL的多克隆山羊抗兔化学发光辣根过氧化物酶（HRP）偶联抗体（Sigma Aldrich）。为了检测γ-羧化蛋白C，使用单克隆鼠抗人Gla抗体（1/500，American Diagnostica INC）和0.5 µg/mL山羊抗小鼠IgG-HRP抗体（Dako）作为一抗和二抗。

在一抗和二抗之间用0.1% Tween/PBS（PBS-T）洗涤膜3×5 min，在二抗孵育后洗涤膜3×10 min。在HRP底物Immobilon（Millipore）处理5 min后，在Amersham Hyperfilm ECL（GE healthcare）上显影膜。

2.4　蛋白C变异体的主要特性鉴定

2.4.1　蛋白C酶联免疫吸附测定（ELISA）

利用人类蛋白C酶联免疫吸附测定（ELISA）来确定蛋白C的浓度。将纯化的蛋白C分级混合物在无钙离子环境中（如2.2.4节所述）进行洗脱。先将100 µL兔抗人蛋白C多克隆抗体（10 µg/mL，Sigma）稀释在50 mmol/L pH 9.6的碳酸盐缓冲液中，然后涂覆在96孔微孔板（NUNC）上，并在4 ℃过夜。在每个步骤之间用PBS-T洗涤孔3次，以去除非特异性结合的蛋白质或抗体。所有后续孵育步骤均在37 ℃的低速摇床上进行。用200 µL 2% bovine serum albumin（BSA，Sigma)/PBS（m/V）阻断孔2 h。将100 µL蛋白C标准品和制备在1% BSA/PBS中的样品复制地加入孔中，并孵育1 h。使用羊抗人类蛋白C多克隆抗体（1/1500，Affinity Biologicals）检测每个孔中结合的蛋白C，孵育1.5 h。然后，孔板在170 µL稀释在水中的邻苯二胺二盐酸盐（OPD，Sigma）中孵育，直到颜色固定后10 min，用50 µL 3 mol/L H_2SO_4停止反应。在492 nm波长下使用µQuant微孔分光光度计（BioTek instrument）测量吸光度。

使用范围为0~1 nmol/L的血浆纯化蛋白C（Haematologic Technologies Inc，HTI），其中0~0.5 nmol/L的线性范围用作确定蛋白C浓度的标准参考。使用GraphPad Prism 4.03进行分析。内部分析变异性由同一板上不同稀释度的变异系数（CV）获得，而分析之间的变异性则表示为板之间的CV。

2.4.2　使用BCA蛋白质测定评估总蛋白质含量

使用BCA测定法根据制造商的说明书（稍作修改）对不同蛋白C制备物中的总蛋白质浓度进行评估。简单地说，将BSA标准品（0~2 mg/mL）和纯化的蛋白 C 样品（10 μL）加载到 96 孔微孔板中。加入 200 μL BCA 工作试剂（50：1，试剂 A：B）并混合，然后在低速摇床上 37 ℃孵育 30 min。将板冷却至室温，并在 562 nm 处读取吸光度。

2.4.3 蛋白 C 激活

2.4.3.1 Protac 对蛋白 C 的激活

使用 Protac 对蛋白 C 及其变异体进行初始激活。将 100 nmol/L 蛋白 C 与 Protac（0，0.1，0.2，0.3 单位/mL）（Hyphen BioMed）在 TBS（pH 7.4）缓冲液中孵育。激活先在 37 ℃下进行 1 h，然后在 4 ℃下附加孵育 16 h，以备用。

2.4.3.2 人凝血酶的激活

除了使用 Protac 外，还可以使用凝血酶激活蛋白 C。首先，在有或无 Ca^{2+} 的条件下，评估凝血酶对将蛋白 C 转化为活化蛋白 C 的蛋白酶激活效力，以及钙离子对激活的影响。在 0.1% BSA/TBS（pH 7.4）中添加 2.5 mmol/L $CaCl_2$ 或 1 mmol/L EDTA 的条件下，监测纯化人血浆蛋白 C（500 nmol/L）由人 α-凝血酶（50 nmol/L，Thermo scientific）进行的激活反应。在 37 ℃的 96 孔板中，各个时间点取样，并添加 500 nmol/L hirudin（Lepirudin，CSL Behring GmBH 的 Refludan®），以中和凝血酶活性。使用一种可被 APC 特异性切割的色基底 S2366 定量化每个时间间隔的蛋白 C 的激活量，这将在 2.4.4 节中介绍。

其次，优化蛋白 C 的凝血酶激活。简而言之，将不同浓度的凝血酶（25～100 nmol/L）与 450 nmol/L 野生型蛋白 C 在 0.1% BSA/TBS（pH 7.4)/1 mmol/L EDTA 中孵育。在 37 ℃下孵育 2 h，然后用 10 倍浓度的 hirudin 停止凝血酶活性。使用 S2366 测定法评估蛋白 C 激活的速率。

2.4.4 使用 S2366 测定法定量化活化蛋白 C（APC）

使用基于稳态水解 APC 特异性色基底 S2366（Chromogenix）的酶反应测定法确定反应混合物中的 APC 浓度[110]。在进行 S2366 切割试验之前，重新加钙化激活反应。

在 96 孔微孔板中加入 100 μL 工作缓冲液［20 mmol/L Tris，pH 7.4；100 mmol/L NaCl；0.1% BSA；1 mg/L 聚乙二醇（PEG）8000]，其中含有一系列浓度的商业重组 APC（0，0.5，1，2，5 nmol/L；Xigris，Eli Lilly）。测定每

个浓度下 APC 对底物水解（终浓度为 400 μmol/L）的速率，使用 uQuant 微孔光度计在室温下连续测量 405 nm 处的吸光度 20 min。将吸光度值（Y 轴）和 APC 浓度（X 轴）绘成曲线，使用 Graphpad Prism 4.3 生成线性参考标准曲线。稀释野生型 APC 和 APC 变异体，以确保其落入参考标准范围，从而可以量化 APC。由于 APC-S360A 没有活性，因此使用单克隆抗体 ELISA（在 2.4.5 节中介绍）对该变异体的激活进行了确认。

2.4.5 "APC ELISA" 测定蛋白 C 激活效率

将计算得到的 APC 浓度与蛋白 C ELISA（2.4.1 节）进行比较，确定了野生型蛋白 C 及其变体的激活效率，但 S360A 突变体除外。为了确认在优化条件下蛋白 C 的完全激活，并且证明 S360A 变体中的激活与之相当，又进行了 "APC ELISA" 检测。在这个 ELISA 检测中，将一种只识别人类蛋白 C 而不是 APC 的单克隆抗体作为检测抗体。使用这种方法可以检测非激活的蛋白 C，因此蛋白 C 的激活被检测为信号的丧失。该 ELISA 的标准程序与 2.4.1 节中所描述的相同，只是 "APC ELISA" 使用 0～2 nmol/L 血浆来源蛋白 C 的参考标准。此外，该 ELISA 使用鼠单克隆抗人蛋白 C 抗体（HTI，1.5 μg/mL）作为检测抗体，然后使用山羊抗鼠 IgG-HRP 抗体（Dako，3 μg/mL）进行检测。

2.5　校准的自动血栓造影（CAT）检测

2.5.1　CAT 检测原理

在本研究中，使用 CAT 检测法评估了 APC 及其变体基于其减少凝血酶生成能力的抗凝作用。这是一种基于血浆的检测方法，通过添加 TF 来启动凝血级联反应[299]。根据随时间的推移对凝血敏感的荧光底物的水解来确定生成的凝血酶量，再通过与标准校准物进行比较来定量。在反应中加入磷脂以提供凝血发生的表面。采集含有柠檬酸钠的血浆，并且仅在添加 $CaCl_2$ 后才开始凝血反应。为了确保凝血酶生成的启动依赖于 TF 的添加，通过添加玉米胰蛋白酶抑制剂（CTI，一种抑制 FXIIa 的抑制剂）来抑制接触活化。从荧光曲线中导出许多参数，并用于量化凝血酶生成，包括滞后时间（相当于凝固时间）、凝血酶峰值高度（生成的凝血酶的最大浓度）和内源性凝血酶潜能（ETP），ETP由图2.4中曲线下面积表示，即一段时间内生成的凝血酶总量。图2.4显示了凝血酶生成曲线及其参数，包括滞后时间、峰值凝血酶和ETP。

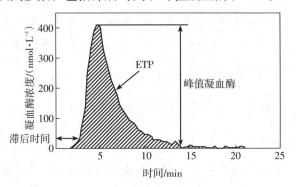

图2.4　凝血酶生成曲线

2.5.2　正常混合贫血小板血浆的制备

将从16名健康供体采集的血液单独收集在含有18 μg/mL玉米胰蛋白酶抑制剂（对应于每毫升血浆40 μg的CTI，HTI提供）和10 μmol/L柠檬酸钠（Sigma）的玻璃瓶中。采用先以3500 × g 离心15 min（不打断）然后以11000 × g 离心10 min的方式获得贫血小板血浆（PPP）。PPP在-80 ℃冷冻保存。

2.5.3　磷脂囊泡的制备

在基于血浆的CAT检测中，制备的磷脂囊泡含有模拟活化血小板膜的成分，可用作组装凝血因子的平台。磷脂囊泡由溶解在10/90（体积/体积）甲醇/氯仿溶液（Avanti Polar Lipids）中的合成磷脂库制备而成[147]。基本上，磷脂混合物由1，2-二油酰基-sn-甘油-3-磷酰胆碱（DOPC）、1，2-二油酰基-sn-甘油-3-磷酰丝氨酸（DOPS）和1，2-二油酰基-sn-甘油-3-磷酰乙醇胺（DOPE）按物质的量之比60∶20∶20制备在玻璃瓶中。然后，在通风橱中用N₂流进行蒸发干燥，再在TBS（pH 7.4）缓冲液中重新溶解，并旋转混匀3 min。最后，将混合物通过一个孔径为100 nm的膜19次采用外推方法制备单层磷脂囊泡。制备的单层磷脂囊泡（最终浓度为1.25 mmol/L）在4 ℃下保存，并在3 d内使用。

2.5.4　使用CAT评估APC变体的抗凝活性

为了评估野生型APC和APC变体的抗凝活性，本研究按照制造商的说明（稍作修改[300]），采用CAT检测法进行了实验。使用带有390/460滤光片组合的荧光计（Fluoroskan Ascent Plate Reader，Thermo Lab System）和与Thrombinscope软件（SYNAPSE BV）配合使用的溶液分配器测量了凝血图谱。圆底96孔微孔板（Thermo Scientific）用于反应。

在使用正常人血浆的实验中，每个孔中加载了以下组分的100 μL混合物：80 μL PPP、50 μmol/L磷脂囊泡（2.5.3节）、4 pmol/L TF（Dade Innovin）和0~3 nmol/L重组人APC。在使用蛋白C缺乏血浆（Affinity Biologicals）的实验中，采用相同的条件，但每毫升血浆补充40 μg CTI（HTI），并与0~20 nmol/L重组人APC一起孵育。通过自动分配包含2.5 mmol/L底物（Z-Gly-Gly-Arg-AMC·HCl，Bachem）、2.5% DMSO、18 mmol/L HEPES（pH 7.4）、60 mg/mL BSA和100 mmol/L $CaCl_2$的荧光底物溶液（20 μL）启动凝血。在波长390 nm（激发）和460 nm（发射）处以20 s为间隔测定凝血酶生成。

2.6　PAR1裂解评估

2.6.1　HUVEC提取

经捐赠者、医院和伦理审批同意，使用胶原酶法处理从人脐带中分离的HUVEC。将人脐带收集在含有50 μg/mL庆大霉素（Sigma）和110 mg/L Na-丙酮酸钠（GIBCO）的Hank's平衡盐溶液（HBSS，$+Ca^{2+}$和Mg^{2+}，GIBCO）中，未使用时在4 ℃下最多存放4 d。

无菌条件下在层流柜中进行脐带分离。脐带用无气泡纸巾擦拭干净后，转移到密封的平底玻璃容器中。使用手术刀整齐地切割脐带的两端，并擦去多余的血液。将一个三通活塞插入脐带一端的静脉内，并用双结棉线固定在原位，另一头连接含有20 mL温暖HBSS的50 mL注射器，并通过脐带冲洗缓冲液以检查是否泄漏。然后，将三通活塞连接到另一端。通过脐带冲洗约20 mL HBSS，以清洗静脉中残留的血液。使用注射器将稀释在20 mL HBSS中的胶原酶（0.5 mg/mL，Roche）注入脐带，并通过关闭两个三通活塞将其保留在脐带中，在37 ℃孵育10 min，然后按摩脐带，以帮助脱离静脉内皮细胞。用HBSS冲洗收集细胞悬液。

细胞悬液以1200 r/min离心5 min，并在12 mL HUVEC培养基（见2.6.2节）中重新悬浮，然后接种到1%明胶（Sigma）涂层的75 cm²培养瓶中（见2.6.2节）。初始接种后一天更换培养基，并将这些细胞视为第0代。

2.6.2　HUVEC培养和传代

将HUVEC培养在1%明胶涂层的75 cm²培养瓶中，使用含有50单位/毫升青霉素和50 μg/mL链霉素（Invitrogen）、2 mmol/L L-Glu、20% FCS（体积/体积）、10 U/mL肝素和30 μg/mL内皮细胞生长因子（ECGF，Sigma）的M199培养基（MP Biomedicals）。一旦达到密集，细胞即以1:2或1:3的比例分离。基本上，将细胞用HBSS洗涤后，用200 μL TrypLE Express孵育1 min来分离细胞。用10 mL完整培养基中和胰酶，并以1200 r/min离心5 min去除胰酶。悬浮后，将细胞移到75 cm²培养瓶中。

2.6.3　HUVEC冷冻保存

将HUVEC冷冻保存至第3代，方法与2.2.3节中描述的其他细胞系相同，只是使用含有5% DMSO的FCS存储细胞。

2.6.4　总RNA提取

使用RNeasy mini试剂盒（QIAGEN）按照制造商的说明从HUVEC中提取总RNA。每个小试剂盒能够纯化高达4×10^6个细胞的RNA，通常根据细胞类型产量为40～140 μg RNA。简而言之，将1×10^7个细胞（1×75 cm²，3次制备）在RLT缓冲液中裂解，并用钝性的20号针规通过5次通行使裂解液均匀分布。加入1体积的70%乙醇，为RNA在离心柱中结合到RNeasy膜上提供适当的结合条件。在将RNA洗脱到30 μL无RNase水之前，使用RW1缓冲液洗去污染物。

2.6.5　RNA 浓度的测定

采用 NanoDrop ND-1000 分光光度计按照制造商的说明（Labtech International）测定 2.6.4 节中描述的总 RNA 的浓度。约 2.0 的 260/280 比值和 2.0～2.2 之间的 260/230 比值表示高质量 RNA 的纯化。

2.6.6　PAR1exo 肽段 cDNA 编码片段的生成

N-端结构域的 Arg27-Pro85 的 PCR cDNA 编码序列是通过使用 HUVEC mRNA 的逆转录 PCR 得到的，随后进行第二轮 PCR。首先，通过反转录生成具有 Leu20-Ile121 相应氨基酸序列的 cDNA 片段。然后，通过第二轮 PCR 生成所需的具有核苷酸 CACC 和终止密码子（TGA）围绕其 N 端和 C 端的 Arg27-Pro85 编码序列，以确保其定向特异性连接到 pET100 表达载体（2.6.7 节）。使用 QIAGEN OneStep RT-PCR 试剂盒进行反转录 PCR，反应组成和热循环条件分别见表 2.4 和表 2.5。试剂盒中的酶混合物由 Omniscript/Sensiscript 反转录酶和 HotStarTaq DNA 聚合酶混合物组成，可一次性完成反转录和 cDNA 扩增。

表 2.4　反转录 PCR 反应组成

成　分	用量/μL
5×QIAGEN OneStep RT-PCR 缓冲液	5
RNA（100 ng/μL）	1
正向引物（10 μmol/L）	1.5
反向引物（10 μmol/L）	1.5
dNTP 混合物	1
QIAGEN OneStep RT-PCR 酶混合物	1
无 RNA 裂解酶水	14
总计	25

表 2.4 中所列为从 HUVEC 提取的 mRNA 中生成 PAR1 N-末端的 Leu20-Ile121 的 DNA 片段的 PCR 反应组成。

表2.5　反转录PCR循环参数

片段	温度/℃	时间/min	循环数
1	50 95	30 15	1
2	94 58 72	1 1 1	30
3	72	10	1
	4	∞	

表2.5所列为对应于PAR1中Leu20-Ile121的DNA片段的PCR循环参数。

使用Platinum Taq聚合酶和PCR反应的序列验证的DNA产物（表2.6）进行第二轮PCR，热循环参数如表2.7所示。最终的PCR产物是一个cDNA片段，从Arg27-Pro85开始，其N端和C端分别添加四个碱基（CACC）和三个碱基（TGA）。

表2.6　PCR反应组成

成　　分	用量/μL
10×PCR缓冲液	2.5
模板DNA（20 μmol/L）	2
正向引物（10 μmol/L）	0.5
反向引物（10 μmol/L）	0.5
dNTP混合物	2
50 mmol/L MgSO$_4$	1
Platinum Taq聚合酶	0.2
高温灭菌蒸馏水	16.3
总计	25

表2.6中所列为对应于PAR1 N-末端氨基酸Arg27-Pro85的DNA片段的PCR反应组成。

表 2.7　PCR 循环参数

片段	温度/℃	时间/s	循环数
1	94	60	1
2	94	30	30
	60	30	
	68	12	
3	68	420	1
	4	∞	

表 2.7 中所列为对应于 PAR1 N-末端氨基酸 Arg27-Pro85 的 DNA 片段的 PCR 循环参数。

2.6.7　PAR1exo 肽表达载体构建

将 PCR 产物在琼脂糖凝胶上电泳分离，之后切割并提取所需的 DNA 带进行克隆。使用 Champion pET 定向 TOPO 表达试剂盒（Invitrogen）将 Arg27-Pro85 氨基酸的编码序列克隆到 pET100/D-TOPO 载体中（图 2.5）。简而言之，克隆反应包括在水中的 1 μL 盐溶液、1 μL 插入物（5 ng/ μL）和 1 μL TOPO 载

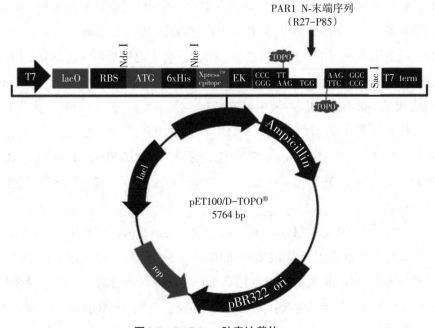

图 2.5　PAR1exo 肽表达载体

体，室温孵育5 min，然后使用标准方案将载体转化为TOP10感受态细胞。选取5个菌落，在培养和小规模制备后，使用T7引物进行测序。

pET100/D-TOPO/PAR1exo Arg27-Pro85载体包含跨越所需的PAR1 N-末端序列的cDNA。Amp抗性基因用于细菌转化和表达中的载体选择。T7启动子可以使用T7引物对插入物进行测序。多组螯合亲和序列允许随后对肽进行纯化。

2.6.8 PAR1exo肽表达和分析

在进行大规模表达之前，用Mini prep试剂盒从大肠杆菌中提取质粒DNA。首先，将5 ng构建物转化到Rosetta（DE3）细胞中，方法如2.1.3节中所述，然后在37 ℃摇晃孵育在S.O.C培养基（250 μL）中30 min。将整个转化反应液加入含有100 μg/mL Amp的10 mL LB培养基中，以200 r/min在37 ℃摇晃下过夜培养。将过夜培养物（500 μL）接种到10 mL LB培养基（+Amp）中，继续孵育2 h，然后分成2个5 mL培养物。将异丙基β-D-1-硫代半乳糖苷（IPTG，最终浓度为1 mmol/L）添加到其中一个培养物中，并按上述方式继续孵育。在添加IPTG后的0 h（起始时间点）、3 h和6 h分别取出500 μL样品。从不诱导和诱导培养物的不同时间点取样，使用BugBuster缓冲液（Novagen）裂解样品，冷冻在液氮中或在42 ℃下反复解冻3次，然后离心10 min。一般认为，上清液含有可溶性细胞质蛋白，沉淀含有不溶性蛋白（包涵体）。在进行SDS-PAGE分析之前，包涵体在含有20 mmol/L Tris（pH 7.8）、500 mmol/L NaCl和8 mol/L尿素的缓冲液中被溶解。

将相同等份的蛋白溶液（5 μL）与LDS加载缓冲液混合，并进行SDS-PAGE分离，然后用Coomassie蓝染色。克隆到pET100/D-TOPO载体中预计会导致带有His6标签和Xpress表位的PAR1 N-末端（Arg27-Pro85）融合的肽的表达。

将His6-PAR1exo（PAR1exo）肽的试点表达扩大，以获得足够的纯化量。为此，将500 μL转化反应液接种到10 mL LB培养基（+Amp）中，在37 ℃摇晃培养直到600 nm处的吸光度达到0.6～1。将得到的培养物用于接种1 L的2×YT培养基，并继续生长直到大规模培养的吸光度（600 nm)约等于0.5时，然后添加IPTG（1 mmol/L）诱导表达。通过离心收获细胞（3000×g，10 min）。

包涵体提取的方法基本上与小规模表达中描述的方法相同。

2.6.9 使用IMAC纯化PAR1exo肽

采用固定金属离子亲和层析（IMAC）从溶解的包涵体中纯化PAR1exo肽，该方法利用了His6标签与镍离子的亲和性。首先将包涵体在含有20 mmol/L Tris（pH 7.8）、500 mmol/L NaCl和8 mol/L尿素的缓冲液中溶解。然后用含有25 mmol/L咪唑的相同缓冲液在镍平衡的螯合HP柱（Amersham Biosciences）上加载溶液。在含有40 mmol/L咪唑的溶解缓冲液中洗脱污染物后，使用含有250 mmol/L咪唑的溶解缓冲液专门洗脱肽。最后，在含有20 mmol/L Tris（pH 7.8）、500 mmol/L NaCl、6 mol/L Gdn-HCl和50 mmol/L EDTA的缓冲液中剥离柱子，并用20%乙醇洗涤和储存柱子。在PAR1exo肽纯化之前，用多次更换缓冲液的方法将其透析到TBS（pH 7.4）缓冲液中静置24 h，以去除变性试剂。然后采用BCA分析法（参考2.4.2节的方案）对PAR1exo肽进行定量分析。

2.6.10 PAR1exo肽裂解分析

将PAR1exo肽（10 μg/mL）与100 nmol/L（或其他指定浓度）的APC（HTI）、Xigris APC或笔者制备的重组APC置于含有10 mmol/L CaCl$_2$的TBS（pH 7.4）缓冲液中，在37 ℃下孵育。在不同时间点取出小样量，并用1 mmol/L Pefabloc SC〔AEBSF（4-（2-氨乙基）苯磺酰氟化物）〕处理，以抑制APC或凝血酶的蛋白酶活性。为评估Protac或凝血酶对肽的裂解，使用相同条件，只是将肽与0.17 U/mL Protac或20 pmol/L凝血酶一起孵育。然后对样品进行SDS-PAGE分析，随后使用单克隆抗-His6过氧化物酶结合抗体（Sigma）进行免疫印迹分析，或用Coomassie蓝染色对凝胶进行染色。裂解分析中使用的蛋白酶抑制剂还包括来自Sigma的PMSF（苯甲磺酰氟化物）和来自SCL Behring的ATⅢ（Kybernin 500）。

2.7　细胞信号传导分析

2.7.1　EA.hy926细胞培养

EA.hy926细胞从ATCC生物标准品资源中心购买，并在含有完整内皮细胞培养基的75 cm²培养瓶中培养。完整的内皮细胞培养基由Dulbecco改良的Eagle培养基（DMEM，高葡萄糖，+L-谷氨酰胺，Invitrogen）组成，又添加了10% FCS、50 U/mL/50 μg/mL青霉素/链霉素和1倍HAT补充剂（包含100 μmol/L次黄嘌呤、0.4 μmol/L甲氨蝶呤、16 μmol/L胸腺嘧啶，Invitrogen）。细胞每周分裂两次，分裂过程与2.6.2节中描述的HUVEC相同。该细胞系通过HUVEC与人类肺癌细胞系A549杂交建立。在细胞分析（Erk1/2磷酸化分析和渗透性分析）中，它们被用作内皮细胞模型。

2.7.2　材料

2.7.2.1　阻断抗体

兔多克隆抗体H-111（IgG1）针对人类PAR1的1～111个氨基酸，购自Santa Cruz Biotechnology，使用时浓度为25 μg/mL。小鼠单克隆抗体ATAP2（Santa Cruz Biotechnology）结合PAR1 N-末端序列Ser42-Phe55，单独使用时浓度为20 μg/mL，与WEDE15一起使用时浓度为10 μg/mL。WEDE15（Beckman Coulter）结合PAR1的一个表位Phe51-Glu64（类似于平滑蛇毒蛋白结合区域），与ATAP2一起使用时浓度为25 μg/mL。单克隆抗-EPCR（RCR-252，Sigma）浓度为25 μg/mL，用于阻断APC与EPCR的结合。

2.7.2.2　蛋白酶抑制剂

使用的药理学PKC抑制剂包括GF109203X（2-[1-(3-二甲基氨基丙基)吲哚-3-基]-3-（吲哚-3-基）马来酰亚胺）和Gö6976（5，6，7，13-四氢-13-甲基-5-氧代-12H-吲哚[2，3-a]吡咯[3，4-c]咔唑-12-丙腈），均购自Tocris Bioscience。使用的细胞渗透性伪底物抑制肽（PSI）如下：Antennapedia（Anp）-PSIζ购自Tocris Bioscience；Myristorylated（Myr）-PSIζ和-PSIθ购自Calbiochem；Myr-PSIα/β购自Promega。MEK1/2抑制剂U0126（1，4-二

氨基-2，3-二氰-1，4-双［2-氨基苯硫醇］丁二烯）浓度为10 μmol/L，除非另有说明，均购自Tocris Bioscience。

2.7.3 Erk1/2磷酸化分析

将EA.hy926细胞以1.4×10^5个细胞/孔的密度接种在12孔板中，并在完整DMEM培养基中生长。64 h后，细胞用HBSS（+Ca/Mg，Invitrogen）洗涤2次，在无血清DMEM中孵育5 h，然后加入指示的激动剂，并在不同的时间点进行孵育。使用的APC是Xigris，蛋白C来自HTI，PAR1-AP（H-SFLLRN-OH）来自Bachem，PMA来自Sigma。如有需要，30 min前加入PKC或PSI抑制剂、EPCR抗体或PAR1抗体。在所有实验中，对照组使用制剂的载体对照（DMSO、ddH$_2$O或PBS/1% NaN$_3$）处理。

处理后，将细胞用冰冷PBS洗涤2次，并在4 ℃下以含有裂解缓冲液（每孔70 μL）的方式轻轻振荡孵育10 min。将裂解液转移到Eppendorf管中，在4 ℃下振荡5 min，然后在10000 r/min、4 ℃下离心10 min。采用BCA法确定每个样品的总蛋白质浓度，以确保相等的加载量。将每个样品（25 μg）按照2.3.2节中的方法进行SDS-PAGE。膜上的蛋白质与磷酸化-p44/42 MAPK（Erk1/2）兔mAb（1:1000；Cell Signalling）在4 ℃过夜孵育，随后与山羊抗兔HRP抗体（2 μg/mL；Sigma Aldrich）在室温下孵育1 h。显影后，用PBS-T洗涤膜（3×5 min），然后将抗体在50 mmol/L甘氨酸/1 mmol/L EDTA（pH 2.3）中孵育20 min。再次洗膜，1 h内使用p44/42 MAPK小鼠mAb（1:3000；Cell Signalling）进行重探，然后使用山羊抗小鼠lgG-HRP抗体（0.5 μg/mL；Dako）孵育1 h。使用Image J程序进行密度测定，确定磷酸化Erk1/2和总Erk1/2的强度。将结果表示为相对于未处理组的磷酸化Erk1/2的倍数。

2.7.4 内皮细胞渗透性分析

如前所述[129]，使用双腔室和荧光素异硫氰酸（FITC）-右旋糖（Sigma Aldrich）进行高分子细胞单层渗透性分析，但有些修改（图2.6）。将EA.hy926细胞接种在连接在24孔接收器板（BD Falcon）底部的半透膜上，细胞在膜上形成单层。如果需要获得一个密实的细胞单层，每孔接种1.2×10^5个细胞；如果需要新的密实细胞单层，每孔接种4×10^4个细胞。然后，细胞在含有完整

DMEM培养基（上室200 μL，下室700 μL）的条件下生长40 h。在实验的当天，细胞用HBSS洗涤，并在无血清DMEM中孵育3 h，然后进行APC（Xigris）或凝血酶处理。处理后，洗涤细胞，并用含有1 mg/mL FITC–右旋糖（40 ku）的1% BSA/DMEM替换上室，下室使用1% BSA/DMEM。孵育30 min后，收集下室的培养基，并在荧光仪（Fluoroskan ascent FL）中进行485 nm激发和538 nm发射的测量，作为FITC–右旋糖通过细胞单层的通量。如有需要，加入APC或凝血酶的30 min前，添加PKC抑制剂或PAR1抗体。在所有实验中，对照组使用制剂的载体对照（DMSO、ddH₂O或PBS/1% NaN₃）处理。

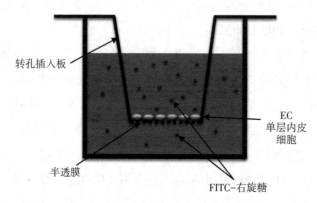

转孔插入板

EC
单层内皮
细胞

半透膜

FITC–右旋糖

图2.6　双腔EC渗透性分析的示意图

如果实验在密实细胞上进行，渗透性用底室中测得的荧光强度表示。如果使用新的密实细胞进行实验，则将渗透性表示为治疗组测得的荧光强度与对照组测得的荧光强度的百分比。如果在凝血酶处理前使用PSI预处理细胞，则使用以下方程确定渗透性：

$$P = (T_{PSI} - C_{PSI})/(T - C) \times 100\%$$

其中，P表示渗透性（百分比）；T表示凝血酶处理细胞的荧光强度；C表示未处理细胞的荧光强度；下标PSI表示"带有PSI预处理"。

图2.6中，EC细胞被培养在上室转孔插入板中，直到达到所需的细胞单层密实度。细胞按照指示进行处理，处理后将FITC–右旋糖加入上室，并在孵育30 min后允许其在下腔室积聚。通过测量下腔室中的荧光强度来确定渗透性。

2.7.5　PKCδ小干扰RNA（siRNA）转染

从Santa Cruz Biotechnology获得用于特异性靶向人类PKCδ mRNA的siR-NA（sc-36253，10 μmol/L）和对照siRNA（sc-37007，10 μmol/L）。将EA.hy926细胞以每孔8×10^4个细胞的密度接种在24孔板中，并在无抗生素的完整DMEM培养基中生长24 h。然后，使用Lipofectamine 2000按照制造商的说明将10 nmol/L siRNA双链转染至每个孔。简而言之，将1 μL Lipofectamine 2000和10 nmol/L siRNA分别稀释在50 μL OptiMEM中，轻轻混合，并在室温下孵育5 min。然后将稀释的siRNA和转染试剂再次混合，在室温下额外孵育20 min后加入含有细胞的孔中。4 h后，转染培养基被新鲜的完整DMEM培养基替换，细胞在实验前生长72 h。

2.7.6　PKC蛋白转位分析

为了检测细胞质向膜的PKC转位，本研究使用先前描述的方法（稍作修改）将可溶性（细胞质）和颗粒性（膜）蛋白分离[301]。将EA.hy926细胞以1.4×10^6个的密度接种在25 cm²培养瓶中，并在过夜无血清饥饿后生长48 h。细胞以不同时间（0～3 h）处理凝血酶（5 nmol/L）或APC（50 nmol/L）。处理后，用冰冷PBS洗涤细胞，并刮入含有25 mmol/L Tris、2.5 mmol/L EDTA、2.5 mmol/L乙二醇-双(β-氨基乙基醚)-N，N，N'，N'-四乙酸（EGTA）、1 mmol/L二巯基苏烯酮（DTT）和蛋白酶抑制剂的200 μL冰冷匀浆缓冲液中。所有随后的步骤在4 ℃下进行。简单搅拌后，取出20 μL样品与含有1% Triton的匀浆缓冲液混合，然后以$14000 \times g$离心10 min。收集上清液，即代表总PKC，采用BCA法测定总蛋白质浓度，以确保样品加载相同。为了获得细胞质分离物，剩下的180 μL在搅拌后以$14000 \times g$离心15 min。移除上清液（细胞质分离物），沉淀物在匀浆缓冲液中洗涤后再次以$14000 \times g$离心10 min。丢弃上清液，将沉淀物在含有1% Triton的匀浆缓冲液中溶解。搅拌5 min后，再次以$14000 \times g$离心15 min，获得上清液（溶解的膜分离物）。

2.7.7　检测PKC或磷酸化PKC同工酶的免疫检测

对每个样品进行Western印迹操作时，采用BCA法测定，与2.4.2节中所述的类似。

为了检测膜和细胞质分离物中的PKC，每个样品准备20 μg蛋白质，用1×NuPAGE LDS样品缓冲液制备。然后进行SDS-PAGE和免疫检测，方法如2.3.2节中所述，但使用以下PKC抗体和相应的二抗。检测PKC同工酶的初级抗体包括PKCα（C-20）1/2000、PKCβ1（C-16）1/200、PKCζ（H-1）1/2000、PKCε（C-15）1/5000和PKCδ（C-20）1/5000，全部购自Santa Cruz Biotechnology。主抗体在室温下孵育1 h（除了PKCβ1，其在4 ℃下孵育过夜）。相应的二级抗体通常在室温下孵育1 h。

为了检测磷酸化的PKC同工酶，本研究从整细胞裂解液中提取30 μg蛋白质，用1×NuPAGE LDS样品缓冲液和10% β-巯基乙醇制备。使用Millipore的兔多克隆抗体抗磷酸化PKCε（Ser729）检测丝氨酸729位点的PKCε磷酸化，使用Santa Cruz Biotechnology获得的兔多克隆p-PKCζ（Thr 410）-R抗体检测苏氨酸410位点的PKCζ磷酸化。主抗体（p-PKCε 1/1000，p-PKCζ 1/2000）和二级抗体各自在室温下孵育1 h。

2.8　统计分析

使用GraphPad Prism 4.03程序对细胞实验中获得的结果进行统计分析。使用双尾无配对t检验，置信区间为95%，计算比较组之间的显著性P值。

第3章 APC变体的制备

为了探究 APC 在内皮细胞中的细胞信号功能，需要建立并表征重组人类蛋白 C 的表达、纯化和激活。此外，需同时制备 4 个蛋白 C 突变体作为 APC 细胞信号研究的重要对照。使用这些变体研究 APC 信号传导的特异性是基于先前的突变研究，这些研究揭示了 APC 的结构功能关系，某些残基对 APC 的特定性能起作用[101, 223, 224, 302-306]。虽然研究人员尚未完全理解 APC 介导的细胞保护功能的确切分子机制，但研究结果已经显示，在内皮细胞中，EPCR 和 PAR1 都是关键参与者[129, 164-165, 167, 172, 198, 225, 307-310]。因此，笔者制备了以下蛋白 C 突变体：无法与 EPCR 结合的蛋白 C-L8V，PAR1 结合障碍的蛋白 C-E330A/E333A，失活位点突变的蛋白 C-S360A，以及几乎无蛋白 S 依赖活性的蛋白 C-D36A/L38D/A39V（表3.1）。有关这些变体的背景信息详见 1.3.5 节。

本章的第一部分介绍蛋白 C 变体的生成和哺乳动物细胞表达（3.1.1节），以及采用离子交换色谱法对其进行纯化（3.1.2节）。第二部分介绍这些蛋白 C 变体的初步表征，包括浓度测定（3.2.1节），使用两种不同方法优化其激活，随后对生成的 APC 进行定量分析（3.2.2节）。

表3.1 生成的蛋白 C 变体

变体ID	突变对蛋白作用的影响	血浆抗凝活性	体外细胞保护活性
WT	—	✓（100%）	✓（100%）
L8V	丧失 EPCR 结合能力 （无 PAR1 介导的信号传导）	✓（100%*）[1]	✗（0%）[1]
E330A/E333A	丧失 PAR1 结合外位点 （无 PAR1 介导的信号传导）	✓（100%）[2]	✗（0%）[2]
S360A	失去活性位点丝氨酸 （无酶活性）	✗（<25%）[3]	✗（0%）[4]
D36A/L38D/A39V	丧失蛋白 S 结合能力 （无抗凝活性）	✗（<5%）[5]	✓（100%）[5]

表3.1列出了生成的蛋白C变体，给出了变体对应的功能调节及其原因，还提供了预测或来自文献的抗凝或细胞保护活性。

3.1 蛋白C变体的制备

3.1.1 蛋白C变体的生成和表达

所有蛋白C变体都通过含有所需核苷酸替代的引物进行位点特异性突变，引入到WT人类蛋白C/pRc/CMV载体中（2.1.2节）。对整个蛋白C编码区域的测序确认了突变的成功引入，并确保PCR引入了不需要的突变。验证的载体随后通过Maxiprep扩增，以便转染哺乳动物细胞表达和纯化蛋白C及其变体。

最初，将所有4个蛋白C变体及WT蛋白C通过短暂转染的方式在HEK293T细胞中表达，细胞培养基中含有维生素K，以确保蛋白C的转录后修饰（即Gla结构域的γ-羧化）。使用多克隆兔抗人蛋白C抗体对CM和细胞裂解液进行Western印迹分析（图3.1），检测到转染的蛋白C存在于CM和细胞裂解液中。重组的WT蛋白C和介质中的蛋白C突变体与血浆来源的蛋白C具有相同的迁移率（图3.1中的对照），CM中的蛋白C分子质量较高，这是因为在细胞中检测到的新生蛋白C未经糖基化。与WT蛋白C相比，蛋白C变体的表达和分泌正常，只有蛋白C-E330A/E333A观察到分泌减少。

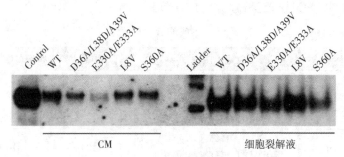

图3.1 HEK293T细胞中的蛋白C表达

在图3.1中，将每个蛋白C变体的表达载体转染到HEK293T细胞中的6孔板中。在含有10 μg/mL维生素K的OptiMEM培养基上孵育细胞3 d后收集CM

和裂解细胞。每个变体的CM和细胞裂解液等体积进行Western印迹分析。使用多克隆兔抗人蛋白C抗体检测蛋白C，具体方法见2.3.2节。

由于蛋白的稳定表达能够持续产生重组蛋白，因此使用Lipofectamine 2000转染和G418硫酸盐选择克隆，在HEK293细胞中稳定表达蛋白C，生成所有蛋白C变体的稳定细胞系。通过G418筛选（2.2.2节）并选择了每个变体的约20个克隆，其中表达蛋白C水平最高的3或4个克隆被保留。Western印迹分析（图3.2）确认了所选克隆中蛋白C的表达。检测到的蛋白C的双重带状形式表示蛋白C的可变糖基化，称为α和β形式。其中，β蛋白C的分子质量略低于α蛋白C，因为后者在Asn329位点未经糖基化[85, 87]。扩展来自单个克隆的细胞，并对每个蛋白C变体进行大规模表达。细胞孵育3 d后收集CM，通过TFF浓缩，并在纯化前用TBS（pH 7.4）缓冲液透析去除大部分Ca^{2+}离子。

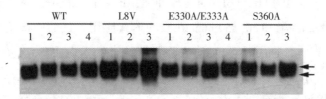

图3.2 对稳定表达WT和突变蛋白C的HEK293细胞CM的Western印迹分析

从每个突变转染中挑选了几个克隆，单个克隆在24孔板的一个孔中生长至充实状态。在含有10 μg/mL维生素K的OptiMEM培养基上孵育细胞3 d后，收集并使用多克隆兔抗人蛋白C抗体（2.3.2节）进行Western印迹分析。每个蛋白C变体的不同克隆用数字1～4表示。

3.1.2 蛋白C的纯化

在建立了蛋白C及其变体的表达系统之后，需要对CM中的蛋白C进行纯化，以便进行后续的功能分析。首先，浓缩的CM经过TBS缓冲液（pH 7.4）透析，并添加5 mmol/L EDTA。这确保蛋白C溶液中不含Ca^{2+}，并且可以通过阴离子交换色谱法进行高效纯化。蛋白C Gla结构域中9个残基的转录后维生素K依赖性γ-羧化对蛋白C的生物活性至关重要。哺乳动物细胞表达系统通常能够对重组蛋白进行转录后修饰。然而，在重组蛋白C制备中，蛋白C Gla结构域中的γ-羧化并不总是完全的[311-313]。因此，随后对蛋白C突变体进行纯化，以选择性地分离完全γ-羧化的蛋白C，并去除介质中的主要污染物。

蛋白C纯化的原理是在没有Ca^{2+}存在的情况下，通过其带负电的Gla结构域将蛋白C与阴离子交换QFF柱结合，然后使用$CaCl_2$从柱中洗脱γ-羧化的蛋白C[310-311]。已知蛋白C Gla结构域中的Gla残基与钙离子具有高亲和力，而非γ-羧化的谷残基无法与钙离子结合。加入$CaCl_2$会使γ-羧化的蛋白C Gla结构域结合Ca^{2+}，从而引发构象变化，导致γ-羧化的蛋白C被洗脱。这种方法还成功地用于纯化其他含有Gla结构域的重组蛋白，如蛋白S和凝血酶原[314]。

图3.3（a）展示了这种蛋白C纯化策略的一个示例，该示例按照2.3.1节的描述进行。经浓缩和透析的CM中含有5 mmol/L EDTA的WT蛋白C被加载到与TBS（pH 7.4）平衡的QFF柱上。在相同的缓冲液中洗脱后，又研究了在含有50 mmol/L $CaCl_2$的TBS（pH 7.4）缓冲液中的蛋白C洗脱。最初以两个线性梯度（0~20 mmol/L和20~50 mmol/L）的形式应用。最后一步使用高盐缓冲液（TBS，pH 7.4，1 mol/L NaCl）去除紧密结合的蛋白质。WT蛋白C的离子交换色谱图显示，大多数蛋白质（流过液）未与柱结合，因此存在于流过液中。蛋白质通过0~20 mmol/L $CaCl_2$和20~50 mmol/L $CaCl_2$洗脱，生成两个宽峰。仍然保留在柱上的蛋白质在最后一步中被洗脱，形成一个小峰。

纯化后，采用SDS-PAGE和Coomassie染色分析CM、流过液、洗脱和洗脱液［图3.3（b）］。与血浆来源的蛋白C对照［非常微弱，图3.3（b）中的"C"列］相比，在0~20 mmol/L $CaCl_2$的CM和洗脱液中观察到类似迁移率的带，而20~50 mmol/L $CaCl_2$洗脱液中没有明显的带。此外，CM和流过液中存在一个高于蛋白C的分子质量的强带，但在洗脱液中没有检测到。这表明该柱层析成功去除了主要污染物。这些洗脱液还使用兔抗人蛋白C抗体进行Western印迹分析［图3.3（c）］。结果显示，蛋白C存在于0~20 mmol/L $CaCl_2$洗脱峰［图3.3（c）"E"列］中，但在20~50 mmol/L $CaCl_2$洗脱峰中没有检测到（未显示）。这表明20 mmol/L $CaCl_2$可以有效地洗脱蛋白C。流过液中没有蛋白C［图3.3（c）"F"列］，洗脱峰（未显示）进一步表明蛋白C与阴离子QFF柱之间的结合效果良好。

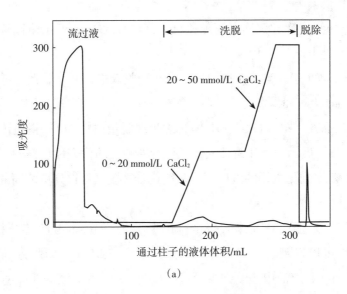

(a)

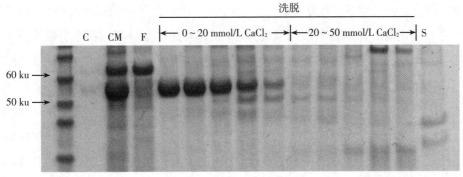

(b)

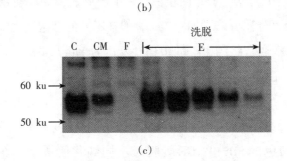

(c)

图3.3 采用QFF柱纯化蛋白C，并通过Coomassie染色和Western印迹分析

C—对照组（来自HTI的血浆源蛋白C）；F—流过液；

E—洗脱（0～20 mmol/L CaCl₂）；S—脱除

图3.3（a）是以280 nm吸光度为纵坐标、通过柱子的液体体积（mL）为横坐标绘制的图。每个分数采用SDS-PAGE进行分析，然后进行Coomassie染

色［图3.3（b）］，或者使用多克隆兔抗人蛋白C抗体在Western印迹上特异性地检测蛋白C［图3.3（c）］。

由于蛋白C在0～20 mmol/L CaCl$_2$之间洗脱效果良好，因此在随后的操作中使用20 mmol/L CaCl$_2$来纯化蛋白C及其变体。操作与上述相同，唯一的区别是使用20 mmol/L CaCl$_2$/TBS（pH 7.4）逐步洗脱蛋白C，以获得更浓缩的制备物。图3.4（a）展示了使用逐步洗脱法纯化蛋白C的代表性色谱图。与梯度洗脱法相比，观察到更尖锐的洗脱峰，表明逐步洗脱法可得到更浓缩的蛋白制备物。

使用兔抗人蛋白C抗体对每个峰的分数进行Western印迹分析［图3.4（b）］。从中可以发现，大多数蛋白C通过20 mmol/L CaCl$_2$洗脱［图3.4（b）"E"列］，而在剥离液中检测到少量蛋白C［图3.4（b）"S"列］。这可能是因为该部分蛋白C的Gla结构域缺乏完全的γ-羧化。为了检测每个峰中Gla结构域的γ-羧化情况，本研究使用鼠抗人Gla抗体在还原条件下对每个分数进行了Western印迹分析。结果表明，洗脱的蛋白C是γ-羧化的［图3.4（c）"E"列］。然而，在剥离液中未观察到带状物（未显示）。这表明在图3.4（b）中观察到的少量蛋白C确实是非γ-羧化的，并且通过这种方法成功地与γ-羧化的蛋白C分离开来。在图3.4（c）中，迁移速度在20～30 ku之间的带状物代表二链式蛋白C的轻链，而在50～60 ku之间的上方带状物代表蛋白C的单链形式。在正常血浆中，5%～15%的蛋白C是单链形式[85-87]。使用哺乳动物细胞表达系统，这个百分比可以增加到70%，但在不同的细胞系之间有所差异。培养的HEK293细胞通常将约20%的蛋白C表达为单链形式[315]。单链和二链形式的蛋白C都是完全功能性的[88]。值得注意的是，Western印迹或染色凝胶上观察到的较低分子质量的蛋白C（约55 ku）可能是由于其由多肽组成，与具有相同分子质量的折叠蛋白相比，在凝胶上的迁移速度较慢。

Coomassie染色的SDS-PAGE凝胶对不同纯化阶段液体的分析［图3.4（d）］表明，采用这种方法具有良好的蛋白纯度。然而，由于Coomassie染色方法的灵敏度较低，蛋白C的洗脱液还采用BCA（2.4.2节）和ELISA（2.4.1节）检测方法进行了分析，以确定总蛋白浓度和蛋白C浓度。研究发现，在各蛋白C变体中蛋白C:总蛋白比例为50%～70%。

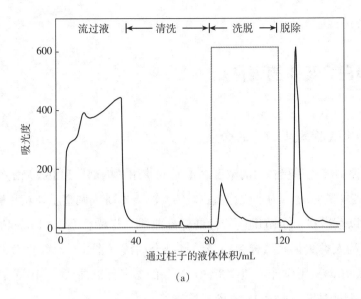

（a）

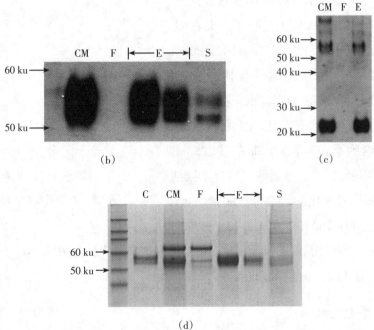

（b）　　　　　　　　　　　　　　（c）

（d）

图3.4　使用QFF柱纯化蛋白C的色谱图及考马斯亮蓝染色和免疫印迹分析

CM—调理培养基；F—流过液；E—洗脱；S—脱除

图3.4（a）中吸光度（280 nm）根据通过柱子的液体体积（mL）进行绘制。使用多克隆抗蛋白C抗体［图3.4（b）］或单克隆抗Gla抗体［图3.4（c）］进行了WT蛋白C纯化的分析。通过考马斯亮蓝染色分析了每个分数的纯

度 [图3.4 (d)]。

3.2　蛋白C变体的表征

3.2.1　ELISA测定蛋白C的含量

为了评估纯化后蛋白C的浓度，本研究使用"内部"ELISA测定每个纯化的蛋白C变体的数量。为了优化蛋白C的检测，本研究调整了捕获和检测抗体的浓度，以获得在一定范围内线性的标准曲线。将稀释在0～1 nmol/L之间的血浆来源的人类蛋白C拟合为一条单点结合曲线（图3.5）。线性范围通常为0～0.5 nmol/L，被用作计算纯化蛋白C样品的参考标准曲线，确保它们在此范围内。每个变体有3种不同的稀释浓度，并且在同一ELISA板上进行了重复测量。这一操作重复了5次，获得的内部和外部变异系数均低于15%。每个变体的浓度由ELISA的总和确定。根据需求，蛋白C以批次形式表达。一般而言，WT和蛋白C变体的稳定细胞系在3个三角瓶（共225 mL）中生长至最佳状态，然后收集CM，经透析后进行蛋白C纯化。通常每次制备的蛋白C产量为300～700 μg（即1.3～3.1 μg/mL）。

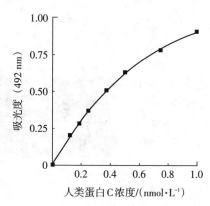

图3.5　人类蛋白C ELISA

图3.5中重复测定的吸光度值（492 nm）被拟合为已知浓度（0～1 nmol/L）的APC（HTI）对应的标准曲线。

3.2.2　蛋白C的活化

蛋白C是一种丝氨酸蛋白酶前体，在发挥其生物功能之前必须被活化。这种活化发生在Arg169之后的蛋白酶解割，对于二链蛋白C而言，还导致重链N-末端的小活化肽被去除（1.3.2节）。在体内，蛋白C由凝血酶-TM复合物活化，其中TM在活化反应中是凝血酶的一个必要辅因子。在体外，可以使用一些来自蛇毒的蛋白酶[316]或仅使用凝血酶[110]来实现人类蛋白C的活化。在本研究中，使用这两种方法活化蛋白C以产生APC，以便进行后续的功能分析。

3.2.2.1　Protac对蛋白C的活化

Protac是一种可购的蛋白C活化剂，从南方铜头蛇（Agkistrodon c. contortrix）的毒液中可提取到。它是一种具有37 ku分子质量的单链糖蛋白，在纯化系统或血浆中可以快速将蛋白C转化为活性形式[317]。在过去的十年中，Protac已被广泛用于诊断实验室中蛋白C通路障碍的鉴定，并用于血液凝血研究。

为了优化使用Protac活化之前得到的重组蛋白C，本研究将100 nmol/L的WT蛋白C与0~0.3单位/毫升的Protac在37 ℃下孵育1 h，然后继续在4 ℃下孵育16 h[85, 93]。

随后使用一种含有合成显色底物S2366的酰胺酶活性分析方法评估了活化过程中产生的APC浓度。这种定量方法的机制基于APC对S2366进行蛋白酶解割，释放出黄色的化学基团（4-硝基苯胺）。测量结果显示，405 nm处吸光度的变化与酶的催化活性成正比。本研究中，在0~20 min反应阶段进行了测量。将不同APC浓度的吸光度值与时间的关系绘制成曲线，其中在0~10 min观察到线性相关性［图3.6（a）］。为了实现对Protac活化的APC的定量分析，本研究使用APC浓度的变化率［即图3.6（a）中每条线性曲线的斜率］构建了一条标准曲线，如图3.6（b）所示。对活化反应的不同稀释度与标准曲线上的已知浓度APC同时进行测量，根据标准曲线确定生成的APC。Protac无法水解S2366底物（数据未显示），因此吸光度变化只归因于活化反应中APC的酶解。

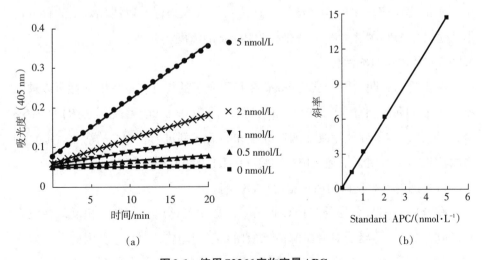

(a)　　　　　　　　　　(b)

图3.6　使用S2366底物定量APC

根据S2366的蛋白酶解割所产生的405 nm处吸光度（Absorbance405，mAU）与时间（min）绘制图3.6（a），并将曲线的斜率（mAU/min）与已知APC浓度（nmol/L）绘制成图3.6（b）。底物水解速率与APC浓度成正比，利用标准曲线对重组蛋白C的活化进行定量分析。

本研究使用0～0.3 U/mL Protac活化的APC。从中可以得知，WT蛋白C的完全活化发生在0.3 U/mL的Protac下（图3.7）。以相同方式活化蛋白C变体，发现它们的转化效率与WT蛋白C相当。APC-S360A变体几乎没有可观察到的蛋白酶活性。因此，使用3.2.2.2节中描述的单克隆蛋白C ELISA评估了该变体的活化。

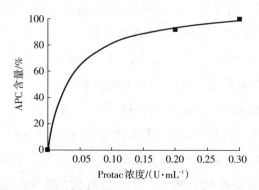

图3.7 调节Protac以活化100 nmol/L的WT蛋白C

使用不同浓度的Protac活化100 nmol/L的WT蛋白C。再使用S2366分析确定每个活化反应产生的APC浓度。这些结果（纵坐标）以活化效率的百分比形式呈现（APC含量，%），横坐标为Protac的浓度。

3.2.2.2 利用凝血酶活化

在实验的后期阶段，虽然Protac在基于血浆的CAT实验中的活性可以被忽略，但它可能会干扰涉及PAR1的实验，因为Protac能够裂解PAR1肽（5.3节）。因此，本研究使用凝血酶这种温和的活化剂进行蛋白C的活化。通过凝血酶活化的APC用于细胞保护性实验（PAR1外源肽裂解和Erk1/2激活）。

（1）钙离子对凝血酶活化蛋白C的影响。

在凝血酶-TM介导的蛋白C活化中，必须有钙离子存在。相反，在没有TM的情况下，钙离子对凝血酶活化蛋白C起抑制作用[121, 318]。因此，本研究首先评估了钙离子对凝血酶活化蛋白C的影响。将血浆来源的人类蛋白C

（500 nmol/L）与凝血酶（50 nmol/L）一起在0～1 h内孵育。使用APC活性S2366进行分析，发现在没有Ca^{2+}的情况下，凝血酶以平均速率约2.5 nmol/(L·min)活化蛋白C，而在2.5 mmol/L Ca^{2+}存在的情况下，蛋白C的产生速率仅为0.0128 nmol/(L·min)（图3.8）。这与文献中的结果一致，证实了Ca^{2+}对凝血酶活化蛋白C具有强烈的抑制作用。

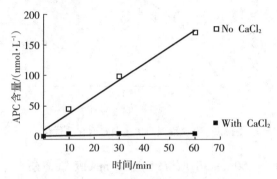

图3.8　钙离子对凝血酶活化蛋白C的影响

在37 ℃下，将血浆源性蛋白C与凝血酶一起孵育在含有0.1%牛血清白蛋白（BSA）的TBS缓冲液中，其中一个体系中加入2.5 mmol的氯化钙（■），另一个体系中不加入（□）。在指定的时间点从反应中取出少量样品，并在添加酶素平衡剂（hirudin）后立即停止反应，然后采用S2366酶活测定法定量检测活化蛋白C（APC）的含量（nmol/L）。

（2）凝血酶对蛋白C活化的滴定。

本研究在确认了钙离子在凝血酶介导的APC活化中的抑制趋势后，使用无Ca^{2+}条件下的凝血酶活化蛋白C变体。将纯化的WT蛋白C进行缓冲液交换以去除大部分钙离子，并在反应体系中补充1 mmol/L EDTA以螯合残余的钙离子。首先，在TBS（pH 7.4）/BSA/EDTA缓冲液中，将450 nmol/L的WT蛋白C与人类α-凝血酶（25～100 nmol/L）一起在37 ℃下孵育2 h。然后，添加蛋白酶抑制剂水蛭素（相对于凝血酶的10倍过量）来终止反应。同时阻止了反应体系中存在的干扰APC定量的凝血酶，因为S2366对凝血酶水解敏感。图3.9中显示生成的APC浓度与凝血酶用量成正相关关系，并且在使用75 nmol/L凝血酶时实现了完全的活化。因此，将450 nmol/L蛋白C与75 nmol/L凝血酶在37 ℃下孵育2 h，即可实现蛋白C变体的活化。L8V、E330A/E333A和D36A/L38D/A39V蛋白C变体的活化效率与WT蛋白C相当。由于APC-S360A在测定周期内没有对S2366肽的水解活性（未显示），因此其活化通过2.4.5节中描述的单克隆蛋白 C ELISA 进行评估。

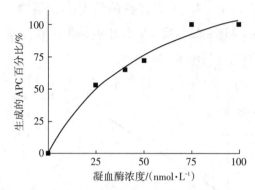

图3.9　凝血酶对WT蛋白C活化的优化

将WT蛋白C（450 nmol/L）与25～100 nmol/L凝血酶在37 ℃下孵育2 h，然后通过添加水蛭素终止反应。使用S2366活性分析测定所生成的APC的浓度，并使用单点双曲线拟合将活化效率（生成的APC百分比）与凝血酶浓度的关系绘制成曲线。图3.9中的值表示重复测定的平均值。

对于除S360A以外的所有蛋白C，使用S2366水解分析测定活化后的APC浓度（通过Protac或凝血酶活化）。对于S360A，通过"APC ELISA"获取，其中单克隆蛋白C抗体仅与蛋白C结合而不与APC结合。活化效率表示为APC：蛋白C浓度的百分比（表3.2）。

表3.2　蛋白C WT和突变体的活化效率

突变体	活化效率(平均值±标准误差)/%
WT	98.1±2.3
L8V	99.7±0.2
363839	98.6±1.8
E330A/E333A	99.9±0.1
S360A	99.6±0.4

第4章 APC抗凝活性评估

蛋白C在自然抗凝途径中发挥着重要作用，有助于平衡凝血酶的产生，并维持正常受控的止血反应。APC对凝血酶生成的影响涉及 F V a 和 F Ⅷ a 的失活，并且需要蛋白S和F V/F Ⅵ 的辅因子作用[140]。凝血的起始阶段只产生少量的凝血酶，之后的反馈激活F V 和 F Ⅷ。APC可以调控这些凝血因子，它主要在凝血的发展阶段控制凝血酶的过量生成。在体外，常常通过纯化的蛋白系统（如 F V a 失活测定）或通过在血浆介质中进行的CAT实验来评估APC的抗凝活性。

在本章中，采用CAT实验确定APC及其变体的抗凝活性。如2.5.1节所述，在CAT实验中，以TF作为引发剂，实时测量血浆中的总凝血酶生成量。它是对样品凝血酶生成能力的整体测量，而不仅仅是单个反应的测量。因此可以将其视为更具生理学意义的、反映APC在体内活性的方法。本实验分析了延迟时间、凝血酶峰高度和ETP等参数。本章主要包括在正常混合血浆中进行的TF滴定（4.1节）、在正常血浆（4.3节）和蛋白C缺乏血浆（4.4节）中进行的APC变体的抗凝活性的测定。

4.1 正常血浆中的TF滴定

在评估APC及其变体的抗凝活性之前，先进行TF滴定，以实现对APC功能的最佳分析。使用 $1 \sim 8$ pmol/L 的 TF 在包含 50 μmol/L 磷脂囊泡（PS/PC/PE 比例为 20%/60%/20%）和 16.7 mmol/L $CaCl_2$ 的正常PPP中启动凝血酶生成。与先前的研究结果一致[319-320]，凝血酶生成与TF浓度相关，可以观察到ETP和峰高度的增加以及延迟时间的缩短（图4.1）。尽管通常使用较低的TF浓度（约 1 pmol/L）来研究凝血因子缺陷[299, 319]，但更适合研究抗凝活性的是生成更大凝血酶峰的较高TF浓度。我们观察到在较低的TF浓度（1 pmol/L和2 pmol/L）下试验间变异性增加，因此在CAT实验中选择4 pmol/L的TF浓度，这样可以获得相当大的凝血酶生成，并且它也处于文献中常用的触发血浆凝血的浓度范围（1～5 pmol/L）内[321-325]。

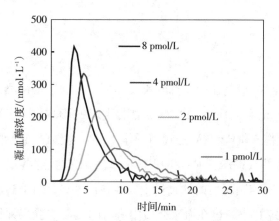

图4.1　正常血浆中的TF滴定实验

图4.1中以人类血浆凝血酶原时间（PPP，2.5.2节）作为起始物，分别加入1、2、4或8 pmol/L的TF，50 μmol/L的磷脂囊泡（PS/PC/PE比例为20%/60%/20%）和16.7 μmol/L的氯化钙，以诱导凝血酶生成。

4.2　正常血浆中Protac的滴定

本研究在CAT实验中评估了通过Protac活化的重组APC及其变体。Protac不仅能够在纯化体系中激活蛋白C，还能够将血浆内源性蛋白C转化为其活性形式[326]。为了检查所用APC制剂中存在的Protac是否影响凝血酶生成，我们在正常PPP中滴定了0～0.1 U/mL的Protac，条件与之前确定的条件相同（4 pmol/L TF、50 μmol/L磷脂和16.7 mmol/L CaCl$_2$）。图4.2显示，随着Protac浓度的增加，凝血酶生成受到抑制。这种抑制与ETP和峰高度的变化相关，但延迟时间保持不变，表明内源性蛋白C被活化。重要的是，Protac浓度低于0.02 U/mL（相当于6～7 nmol/L APC的量）时不会干扰该实验。因此，只要以0～6 nmol/L的浓度评估重组APC变体，Protac就不会干扰实验，从而允许评估APC特异性的抗凝活性。

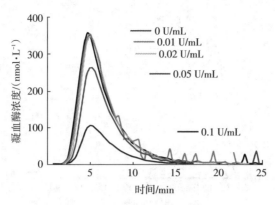

图4.2　Protac对人正常血浆的影响

图4.2中不同浓度的Protac（0～0.1 U/mL）与人正常PPP一起孵育。凝血酶生成由4 pmol/L TF、50 μmol/L磷脂囊泡（PS/PC/PE，20%/60%/20%）和16.7 mmol/L CaCl₂引发。

4.3　正常血浆中APC的抗凝活性

为了确定每个APC突变体的抗凝活性，本研究使用Protac活化的WT和变异APC用于抑制TF诱导的凝血酶生成。首先在含有50 μmol/L PS/PC/PE（20%/60%/20%）磷脂囊泡的正常PPP中进行研究，其中通过添加4 pmol/L TF来启动凝血途径。在没有APC的情况下，生成了（371 ± 12）nmol/L的凝血酶峰和（1460 ± 58）nmol/L的ETP。当WT APC在正常PPP中孵育时，无论是峰高度还是ETP都呈浓度依赖性减少［图4.3（a）］。APC在最高浓度（3 nmol/L）下几乎完全抑制了凝血酶生成，与没有APC时相比，峰高度仅为1.0% ± 0.6%，ETP仅为1.6% ± 1.2%［图4.3（b），ETP未显示］。尽管APC对凝血酶峰和ETP的减少有重要影响，但延迟时间不受APC影响［图4.3（a）］，表明APC主要影响凝血的扩散阶段，调节生成的凝血酶的总量和最大量，而不是凝血的起始阶段（由延迟时间确定），这与文献［327］的结果一致。通过使用相当于APC浓度的20倍的兔多克隆蛋白C/APC抗体，我们观察到添加APC引起的凝血酶生成的抑制效应消失，这表明抗凝效应是特异于APC的。

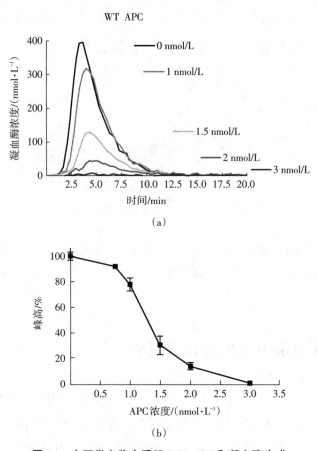

(a)

(b)

图4.3　人正常血浆中重组WT APC和凝血酶生成

图4.3（a）显示了不同浓度（0～3 nmol/L）的WT APC与正常人PPP孵育。凝血酶生成由4 pmol/L TF、50 μmol/L磷脂囊泡（PS/PC/PE，20%/60%/20%）和16.7 mmol/L CaCl$_2$引发。图4.3（b）使用Thrombinoscope软件确定了每个浓度的WT APC的峰高度，并将其表示为相对于没有APC时的峰高度的百分比。图4.3中的数据表示为平均值 ± 标准误差（$n=3$）。

将APC-L8V、APC-E330A/E333A、APC-S360A和APC-D36A/L38D/A39V与WT APC并行进行测试，可以观察到APC-L8V和APC-E330A/E333A对凝血酶生成的抑制与WT APC相似（图4.4上部分），这三种制剂每个浓度的凝血酶峰减少程度相当（图4.5）。在三个独立实验中确定了WT和两种突变APC（L8V和E330A/E333A）对正常PPP凝血酶生成抑制的IC$_{50}$，发现它们之间无法区分（IC$_{50}$均为~1.3 nmol/L）（表4.1）。这表明，APC-L8V和APC-E330A/

E333A的抗凝活性均正常。相反，活性位点突变的APC-S360A和不依赖蛋白S的APC-D36A/L38D/A39V在3 nmol/L对凝血酶生成没有产生明显影响，而WT APC几乎完全抑制了凝血酶生成（图4.4下部分和图4.5）。值得注意的是，当使用3 nmol/L APC时，凝血酶生成的抑制完全依赖其辅因子蛋白[124, 147]。

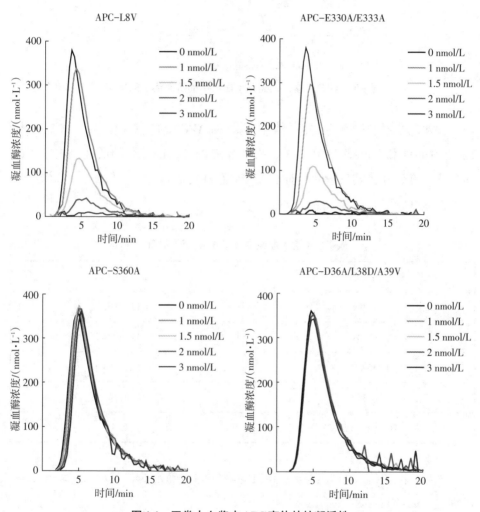

图4.4　正常人血浆中APC变体的抗凝活性

图4.4中，不同浓度（0~3 nmol/L）的APC变体（L8V、E330A/E333A、S360A和D36A/L38D/A39V）与人类正常血浆凝血酶原时间（PPP）一起孵育。凝血酶生成由4 pmol/L的TF、50 mmol/L的磷脂囊泡（PS/PC/PE，20%/60%/20%）和16.7 mmol/L CaCl₂来启动。

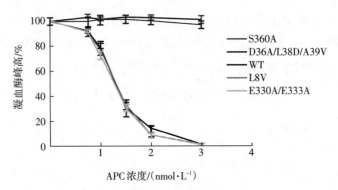

图4.5　APC变体在人类正常血浆中的抗凝活性的比较

图4.5通过CAT测定法评估了不同的APC变体（WT、E330A/E333A、L8V、S360A和D36A/L38D/A39V，浓度范围0~3 nmol/L）的活性，测定了凝血酶峰高度，并将其表示为相对于无APC存在时的百分比。数据表示为均值±标准误差（$n = 3$）。

表4.1　正常人血浆中每个APC变体的IC_{50}

变体名称	IC_{50}/(nmol·L^{-1})
WT	1.35 ± 0.07
L8V	1.33 ± 0.08
E330A/E333A	1.30 ± 0.05
S360A	无
D36A/L38D/A39V	无

表4.1中，IC_{50}是根据其减少凝血酶峰的能力确定的，表示为平均值±标准误差（$n = 3$）。

4.4　APC变体在蛋白C缺乏的人血浆中的抗凝活性

为了确认从正常血浆中获得的抗凝活性不是来自内源性蛋白C的激活，本研究评估了APC变体在蛋白C缺乏的人血浆中的抗凝活性。该血浆中包含

50 μmol/L 磷脂、65 μg/mL CTI，并通过 4 pmol/L TF 引发凝血，与之前的实验条件相同。在这些条件下，我们获得了（405 ± 16）nmol/L 的凝血酶峰和（1592 ± 77）nmol/L 的 ETP，与正常血浆中的结果类似。

WT APC（0 ~ 10 nmol/L）剂量依赖性地抑制凝血酶生成，10 nmol/L APC 能将凝血酶峰和 ETP 降低到小于 1%（相对于没有 APC 的情况）（图 4.6）。这与在正常血浆中的结果一致，WT APC 对延迟时间没有显著影响（未显示的数据）。APC-L8V 和 APC-E330A/E333A 在蛋白 C 缺乏的人血浆中对凝血酶生成具有正常的抑制作用，这与 WT APC 相当。而 APC-S360A 和 APC-D36A/L38D/A39V 对凝血酶生成的抑制严重受损。与 WT APC 相比（10 nmol/L 时几乎完全抑制凝血酶产生），即使浓度增加 2 倍，APC-S360A 和 APC-D36A/L38D/A39V 的凝血酶峰仅分别降低了 14.8% ± 0.8% 和 20.1% ± 7.7%（相对于没有 APC 的情况）。表 4.2 给出了蛋白 C 缺乏的人血浆中每个 APC 变体的 IC_{50}。表 4.2 显示，WT APC、E330A/E333A 变体和 L8V 变体具有相似的抑制凝血酶生成能力。添加 Protac 即使在 0.4 U/mL 的浓度下也没有对凝血酶生成产生任何抑制作用（未显示的数据），从而确认了在这些实验中使用的蛋白 C 缺乏的人血浆中不存在任何内源性蛋白 C。

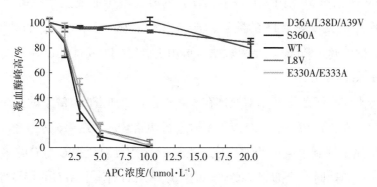

图 4.6　APC 变体在蛋白 C 缺乏的人血浆中抗凝活性的比较

添加 0 ~ 10 nmol/L APC 变体（WT、E330A/E333A 和 L8V）和 0 ~ 20 nmol/L APC 变体（S360A 和 D36A/L38D/A39V）进行凝血酶生成。凝血酶峰以百分比形式表示（相对于没有 APC 的情况）。数据表示为平均值 ± 标准误差（$n = 3$）。

表4.2　蛋白C缺乏的人血浆中每个APC变体的IC_{50}

变体名称	$IC_{50}/(nmol \cdot L^{-1})$
WT	2.33 ± 0.28
L8V	2.62 ± 0.35
E330A/E333A	3.05 ± 0.70
S360A	无
D36A/L38D/A39V	无

表4.2中，IC_{50}是根据每个APC变体减少凝血酶峰的能力计算得出的，表示为平均值 ± 标准误差（$n = 3$）。

4.5　讨论

CAT（凝血酶生成分析）实验是一种体外模型，是研究在凝血因子和辅助因子浓度接近生理浓度条件下的凝血反应动力学。在本研究中，采用CAT实验评估了APC的抗凝活性。包含15 μmol/L磷脂囊泡的人体PPP抑制了接触活化和TF引发的凝血酶生成。首先，在正常PPP中进行了TF滴定，结果显示与在测试的TF浓度范围内（1 ~ 8 pmol/L）的凝血酶生成成正相关关系。这表明，凝血酶生成依赖于TF的数量，这与文献［299，319–320］的结果一致。在正常PPP中滴定Protac，结果表明，可用于测定APC功能的制备APC的浓度限制为0 ~ 6 nmol/L。

接下来，我们评估了APC变体在人体正常PPP和蛋白C缺乏的人血浆中的抗凝活性。在正常PPP中，对WT APC进行初始滴定，结果显示，3 nmol/L的APC几乎完全抑制了凝血酶的生成。此外，使用针对蛋白C/APC的多克隆抗体，在APC给药时完全抑制了凝血酶的生成，从而确认了APC的特异性。

在每个测试的浓度下，APC-E330A/E333A和APC-L8V在正常血浆和蛋白C缺乏的人血浆中对凝血酶生成的抑制程度与WT APC相似，表明它们的抗凝作用不受PAR1结合和EPCR结合的丧失的影响。这与文献中显示的这些变体具有正常的抗凝活性的结果一致［93，110，124］。

在正常PPP中，3 nmol/L的抗凝活性主要依赖于辅助因子蛋白S的活性［124，147］，这与观察结果一致，即APC-D36A/L38D/A39V在测试范围（0 ~

3 nmol/L）内未显示出减少凝血酶生成的能力。当使用 10 nmol/L 或以上的 APC 时，我们观察到一定程度的蛋白 S 独立活性[124, 147]。事实上，APC-D36A/L38D/A39V 在蛋白 C 缺乏的人血浆中能够减少凝血酶生成，但与 WT APC（10 nmol/L 时几乎完全抑制凝血酶生成）相比，仅降低了 20% 左右。APC-S360A 在正常 PPP 中几乎没有效果，而在蛋白 C 缺乏的人血浆中（20 nmol/L）能够抑制凝血酶生成约 15%。Nicolaes 等人报道了 APC-S360A 的部分抗凝活性，他们证明这主要是由于 FVa 的 Arg506 侧链与靠近 APC-S360A 活性位点的底物结合区的高亲和力结合[327]。这种变体与 FX 竞争结合 FVa，从而减少凝血酶的生成[328]。然而，这种效应在未激活肽的 APC 分子中无法通过原型蛋白 C-S360A 实现，因为激活肽的移除会破坏提供最佳底物结合的构象[328]。

第5章　APC对PAR1的切割活性

APC/EPCR介导对内皮细胞的保护作用的一个特征是激活PAR1[129, 165, 167, 307-310]，该激活依赖于该受体N末端胞外尾部的Arg41后的切割。在研究通过PAR1激活介导的APC信号通路之前，需要评估APC对该受体的切割能力。直接分析切割使用PAR1exo肽作为APC底物。该59个氨基酸残基的肽段跨越了PAR1的N-末端序列27至85的范围，带有一个His6标签连接在其N末端，并经过纯化。切割反应通过SDS-PAGE可视化切割产物或在Western免疫印迹上消失的完整长度肽段来进行分析。

本章包括PAR1exo肽的生成（5.1节）和纯化（5.2节）、肽段切割反应的优化及通过APC和凝血酶对肽段切割的分析（5.3节）。

5.1　PAR1exo肽的生成

首先，使用从HUEVCs提取的总mRNA进行RT-PCR，生成了跨越PAR1 N末端外域中Arg27至Pro85的PAR1exo肽的编码区。然后，将PCR产物连接到pET100TOPO表达载体（2.6.7节），随后表达His6-肽（2.6.8节）。使用Prot-Param程序（http://web.expasy.org/protparam/）从ExPASy蛋白质组学服务器在线确定标记肽的预测分子质量约为11 ku。

接着进行小规模的肽段表达试验，以检查在Rosetta E.coli细胞中的肽段表达。从转化的培养物中取出一小部分，并分成两份，在将两个培养物在37 ℃摇床上孵育之前，一个培养物用IPTG诱导。在时间间隔为0、3和6 h从每个培养物中取出小样本，提取包涵体（2.6.8节），并通过SDS-PAGE与考马斯亮蓝染色进行分析（图5.1）。带状物的轮廓在诱导和未诱导的培养物中似乎相似，反映出细菌蛋白的存在。此外，在诱导分数中很容易检测到在10～15 ku

之间迁移的带状物（图5.1中箭头指示）。这表明了表达的PAR1exo肽的可能位置。

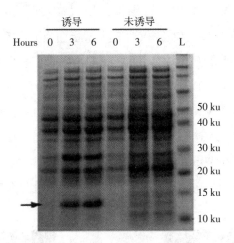

图5.1 PAR1exo肽的初步表达

将PAR1exo/pET100/D–TOPO载体（2.6.7节）转化为Rosetta（DE3）细胞，并在5 mL培养物中生长。培养物均分并与（或不与）1 mmol/L IPTG一起孵育。在不同的时间点（0、3或6 h）取出小样本。提取包涵体，先溶解，然后按照2.6.8节中描述的方法在染色凝胶上分析蛋白质。

5.2 使用IMAC纯化PAR1exo肽

在小规模表达试验之后，我们按照2.6.8节的描述进行PAR1exo肽的大规模表达。提取含有PAR1exo肽的包涵体，并在含有20 mmol/L Tris（pH 7.8）、500 mmol/L NaCl和8 mol/L尿素的缓冲液中溶解。采用IMAC进行纯化（2.6.9节）[329-330]。纯化方法利用了His6标签对镍离子的高亲和性，该离子固定在Hi-Trap螯合HP柱上，而镍离子与大多数天然存在的蛋白质的亲和力较弱。

在负载至镍平衡的螯合HP柱之前，往溶解的包涵体中添加25 mmol/L咪唑胺。样品中咪唑胺的低浓度添加可以减少细菌蛋白与镍离子之间的结合。然后，在含有40 mmol/L咪唑胺的TBS/Urea缓冲液中对柱进行洗脱。接着使用20 mmol/L Tris（pH 7.8）/500 mmol/L NaCl/8 mol/L尿素中的250 mmol/L咪唑胺洗脱重组蛋白，该咪唑胺与柱上的镍离子竞争结合His6标记的

PAR1exo肽。

从PAR1exo肽纯化的样品采用考马斯亮蓝染色法进行分析。结果表明，大多数细菌蛋白没有与Ni^{2+}柱结合［图5.2（a）"F"列］。40 mmol/L咪唑胺洗涤步骤去除了结合松散的蛋白质，仅含有少量蛋白质［图5.2（a）"W"列］。在洗脱成分中，检测到介于10～15 ku之间的蛋白带，表明相对纯净的PAR1exo肽的洗脱［图5.2（a）"E"列］。为了确认PAR1exo肽的存在，我们进行了使用特异性抗His6标签的Western印迹分析。检测到的带状物与考马斯亮蓝染色凝胶一致，表明PAR1exo肽被成功纯化［图5.2（b）］。在对该肽段进行定量测量之前，洗脱组分在TBS（pH 7.4）缓冲液中透析。采用这种方法获得了约1 mg纯化的PAR1exo肽，并使用纳米光度计确定了纯化肽的浓度。

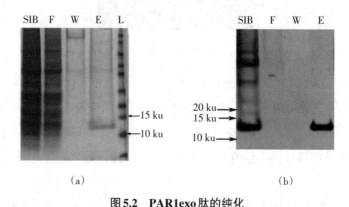

图5.2　PAR1exo肽的纯化

SIB—溶解的包涵体；F—流过；W—洗涤；E—洗脱

将大规模IPTG诱导的细菌培养物中含有的PAR1exo肽加载到含有25 mmol/L咪唑胺的Ni^{2+}螯合HP柱上。通过洗涤和使用250 mmol/L咪唑胺在20 mmol/L Tris（pH 7.8）/500 mmol/L NaCl/8 mol/L尿素中洗脱重组蛋白，与柱上的镍离子竞争结合His6标记的PAR1exo肽。采用SDS-PAGE和考马斯亮蓝染色法对每个纯化分数进行分析［图5.2（a）］，或通过使用鼠源性单克隆抗-His6抗体的Western印迹进行分析［图5.2（b）］。

5.3　PAR1exo肽的切割

首先将10 μg/mL的肽段与100 nmol/L血浆来源的APC（HTI）在37 ℃的

TBS（pH 7.4）、10 mmol/L CaCl$_2$中孵育，以便调查 APC 对 PAR1exo 肽的切割能力。在各个时间点（0～2 h）取出小样本，并加入丝氨酸蛋白酶抑制剂 Pefa-bloc（1 mmol/L）来停止反应。然后使用鼠源性单克隆抗-His6 抗体对亚样进行 Western 免疫印迹分析。随着时间的推移，PAR1exo 肽带状物的强度逐渐减弱 [图 5.3（a）]，表明了 APC 对肽段的切割效应。由于新产生的切割产物很小，很难通过 Western 免疫印迹检测到，因此没有检测到新产生的切割产物。为了确认特异性切割，还采用考马斯亮蓝染色法对不同时间点取样的切割反应亚样进行分析，结果检测到两个切割片段 [图 5.3（b）"APC" 列]。

此外，还发现 PAR1exo 肽被 0.17 U/mL Protac 切割 [图 5.3（b）"Protac" 列]。由于 Protac 是一种具有对 P1 位点的 Arg 或 Lys 的底物特异性的丝氨酸蛋白酶，由 Protac 水解产生的切割产物的分子质量与 APC 降解的产物的分子质量相似，因此 Protac 的切割位点很可能也位于 Arg41 之后[331-332]。这种可能并不令人意外，因为 Protac 是一种丝氨酸蛋白酶，会干扰 APC 变体切割 PAR1exo 肽的测定。为了研究 WT APC 和 APC 变体切割肽段的能力，需要消除 Protac 的干扰。本研究尝试使用阴离子交换色谱分离 Protac 和 APC。将 Protac 激活的 APC 在 pH 7.4 下加载到柱上，然后使用不同浓度的 NaCl 进行洗脱。大多数 Protac 在流过液中，而 APC 在洗脱组中（通过 200 mmol/L NaCl 洗脱）。然而，在洗脱组中仍然检测到残留的 Protac，足以切割 PAR1exo 肽（未显示的数据）。值得注意的是[333]，与文献报道相反[316]，丝氨酸蛋白酶抑制剂（如 Pefabloc 和 PMSF）无法抑制 Protac。此外，与使用 AT Ⅲ 和肝素完全抑制 Protac 的报道相反[332]，Protac 仅在一定程度上受到这些抑制剂的作用。值得注意的是，似乎无法在不抑制 APC 活性的情况下消除 Protac 的酶性质。由于这些与 Protac 污染有关的问题决定了研究一种不涉及该蛋白酶的蛋白 C 激活的替代方法，因此选择使用凝血酶生成 APC 的方法（3.2.2.2 节）。

图 5.3（a）表示将肽段（10 μg/mL）与 HTI APC（100 nmol/L）在 TBS（pH 7.4）、10 mmol/L CaCl$_2$中 37 ℃孵育的不同时间点之后，通过添加 1 mmol/L Pefabloc 停止反应。样本通过 Western 免疫印迹进行分析，并使用鼠源性单克隆抗-His6 抗体检测。图 5.3（b）表示将 PAR1exo 肽（30 μg/mL）与 100 nmol/L HTI APC 或 0.17 U/mL Protac 在 2.6.10 节中描述的条件下进行切割，并在考马斯亮蓝染色凝胶上评估切割。

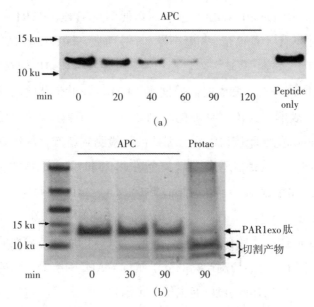

(a)

(b)

图5.3　HTI APC和Protac对PAR1exo肽的切割

PAR1exo肽的切割实验使用与血浆来源的APC（HTI）相同的条件进行了WT APC的切割。然而，即使经过2 h的孵育，也没有观察到切割的现象（未显示的数据），这与使用HTI APC的结果不一致。因此重新评估了HTI APC对PAR1肽的切割能力，并与商业重组APC制剂（Xigris）和凝血酶同时进行了比较。结果显示，在使用血浆来源的APC（HTI）孵育时检测到PAR1exo肽的切割，但在使用Xigris时未检测到切割，并且在90 min后使用20 pmol/L的凝血酶可以明显地观察到肽段的切割。这些结果可能表明，血浆来源的APC（HTI）中存在凝血酶的污染。

PAR1exo肽（10 μg/mL）与Xigris APC（180 nmol/L）、HTI APC（180 nmol/L）或凝血酶（20 pmol/L）在37 ℃孵育。在不同的时间间隔（0，45，90 min）取样，补充1 mmol/L Pefabloc。使用鼠源性单克隆抗-His6抗体对PAR1exo肽切割进行Western免疫印迹分析（图5.4）。

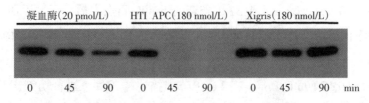

图5.4　凝血酶或APC〔HTI或Eli Lilly〕对PAR1exo肽切割的Western免疫印迹

为了测试APC（HTI）是否被凝血酶污染，将该APC制剂与PAR1exo肽一起在37℃孵育。结果显示，水蛭素完全抑制了APC（HTI）对PAR1exo肽的切割（图5.5）。由于水蛭素对凝血酶具有特异性，这些结果表明APC（HTI）中存在凝血酶的污染，并且是凝血酶而不是APC水解了肽段。相比之下，Xigris似乎具有更高的纯度，并且不含凝血酶。因此，Xigris被用作后续实验中的APC标准品。

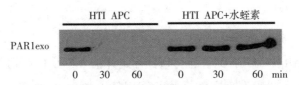

图5.5　HTI APC在有无水蛭素的情况下对PAR1exo肽的Western 免疫印迹切割

PAR1exo肽与HTI APC（180 nmol/L）在37℃的TBS（pH 7.4）/10 mmol/L CaCl$_2$中孵育，不同时间间隔（0、30和60 min）后加入Pefabloc（1 mmol/L）。使用鼠源性单克隆抗-His6抗体在Western免疫印迹上检测肽段的切割。180 nmol/L的Xigris在90 min后无法水解PAR1exo肽（图5.4），因此使用高浓度的APC和延长孵育时间优化切割试验。如图5.6（a）所示，1 μmol/L的Xigris对PAR1exo肽的切割在4 h后被检测到，并且在7.5 h后发现了大量的切割。这证实了APC切割肽段的能力，但效率远低于凝血酶（图5.4）。

在验证了使用Xigris进行PAR1exo肽水解之后，又研究了经凝血酶激活的重组WT APC。将450 nmol/L的WT PC经过2.4.3.2节中描述的条件激活，然后添加750 nmol/L水蛭素用以中和凝血酶活性。在加入10 mmol/L CaCl$_2$的条件下，将激活反应混合物与PAR1exo肽（10 μg/mL）混合并在37℃孵育，取不同时间点的亚样进行分析。采用Western免疫印迹分析亚样，结果显示，450 nmol/L的WT APC在6.5 h内几乎没有切割肽段［图5.6（b）］。

PAR1exo肽（10 μg/mL）与APC（Xigris，1 μmol/L）和水蛭素或450 nmol/L WT APC在37℃的TBS（pH 7.4）缓冲液、10 mmol/L CaCl$_2$中孵育。在指定的时间点取样，并添加1 mmol/L Pefabloc。使用鼠源性单克隆抗-His6抗体对切割进行Western免疫印迹分析（图5.6）。

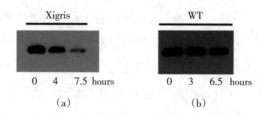

图 5.6　在 APC（Xigris、WT 和 S360A）或仅缓冲液存在下的 PAR1exo 肽切割

5.4　讨论

本章的 PAR1exo 切割实验的初始目标是评估 APC 变体在切割 PAR1 中的能力。该实验旨在利用作为完整受体的模型的人类 PAR1 的可溶性外域（R27–P85）来检测蛋白酶对该受体的切割能力，之前的研究也采用这种方法[222]。通过在大肠杆菌中表达 PAR1exo 肽的编码区域，可以快速、低成本且高产量地获得异源蛋白，尽管所得到的肽段缺乏糖基化等后转录修饰，然而，与 PAR2 不同，糖基化接近剪切位点的 PAR1 N–末端外域已被证明影响其对肥大细胞胰蛋白酶的激活[334-335]，PAR1 N–末端外域（在 Asn 35、62、75 处）的 N–连接糖基化对其受体的表达很重要，但不影响其被凝血酶切割的效果[336-337]。因此，跨越 PAR1 N–末端序列的非糖基化肽段可以作为全长受体的模型，允许评估在溶液条件下 PAR1 的切割。

第6章　APC和凝血酶对内皮细胞（ECs）的信号传导反应

在内皮细胞中，APC和凝血酶通过激活同一个受体PAR1引发不同的细胞效应。这种矛盾可以用一个假设机制来解释，该机制认为APC和凝血酶激活了在内皮细胞膜上差异化分区的PAR1。然而，这些信号的下游细胞内传递者仍不清楚。本研究提出PKC同工酶的差异参与了在APC和凝血酶作用下传递差异信号的过程的假设。为了建立对这两种蛋白酶响应的EC模型，本章主要研究MAPK的激活（6.1节）和EC屏障渗透性的调节（6.2节）。

6.1　APC和凝血酶对EC中Erk1/2 MAPK的激活

在探究PKC在APC或凝血酶诱导的EC细胞效应中的作用之前，首先研究这些蛋白酶对MAPK途径的激活，并以Erk1/2（p42/p44）的磷酸化水平作为分析指标。EA.hy926细胞是由人脐静脉内皮细胞（HUVECs）与肺癌A549细胞融合而成的可持续内皮细胞系。许多研究小组使用这些细胞作为EC模型来研究APC和凝血酶的作用[50, 110-111, 128-129, 214, 223-224]。完整的EA.hy926细胞在与APC孵育10 min前进行了5 h的血清饥饿处理。然后使用磷酸特异性抗体进行Western免疫印迹检测Erk1/2的磷酸化，具体方法可参考2.7.3节。除非另有说明，本章中使用的重组APC都是Xigris（Eli Lilly）。如图6.1所示，APC以剂量依赖的方式诱导了EA.hy926细胞中Erk1/2的磷酸化，40 nmol/L APC使细胞内磷酸化Erk1/2的水平达到最大 [图6.1（a）]。在HUVECs中也得到了类似的结果 [图6.1（b）]，这表明在此系统中，EA.hy926细胞和HUVECs的反应相似。

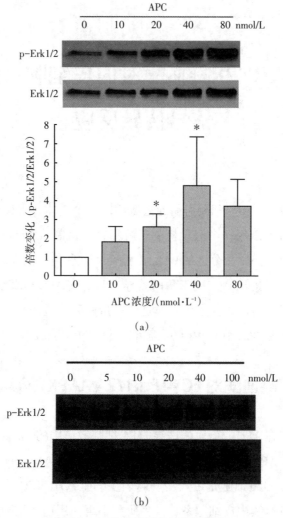

图6.1 APC诱导的Erk1/2磷酸化

图6.1（a）显示了一次典型实验的结果。其中直方图显示了重复实验中Erk1/2激活的定量结果。用p-Erk1/2和Erk1/2的比值表示，均值±标准误差（$n=3$）。未刺激的培养基设为1。*表示与未处理对照相比显著差异（单侧t检验）。图6.1（b）与图6.1（a）相同，但使用了HUVECs，显示了一次典型的Western免疫印迹（$n=2$）。

另外研究了凝血酶对Erk1/2磷酸化的影响。如预期，凝血酶（5 nmol/L，10 min）诱导了EA.hy926细胞中Erk1/2的磷酸化［图6.2（a）］。同时用比凝血酶物质的量浓度高4倍的水蛭素来抑制磷酸化，结果表明，此细胞反应是凝血

酶的特异性活性［图6.2（a）］。此外评估了PAR1激活肽（PAR1-AP）对Erk1/2
磷酸化的影响。PAR-APs是短合成肽，可模拟PAR的锚定配体结构域。这些
肽能够通过直接与受体结合的方式，在独立于蛋白酶的刺激下激活PAR[338-339]。
在完整的EA.hy926细胞中，经PAR1-AP（SFLLRN，10 μmol/L）处理10 min
可以增加Erk1/2的磷酸化水平［图6.2（b）］，这表明PAR1的激活能够刺激
Erk1/2的磷酸化。

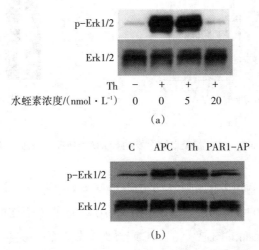

图6.2　凝血酶和PAR1-AP引发的Erk1/2磷酸化

图6.2（a）表示完整的EA.hy926细胞在血清饥饿处理5 h后，用凝血酶
（5 nmol/L）处理10 min，同时加入水蛭素（5或20 nmol/L）。图6.2（b）表示
完整的EA.hy926细胞在血清饥饿处理5 h后，用凝血酶（5 nmol/L）、PAR1-AP
（10 μmol/L）或APC（40 nmol/L）处理10 min。采用2.7.3节中描述的方法检测
Erk1/2的磷酸化。Th表示凝血酶。

接下来研究APC和凝血酶对Erk1/2激活的时间动力学。为此，经血清饥
饿处理的EA.hy926细胞分别与40 nmol/L APC或5 nmol/L凝血酶孵育，并在
不同时间点（0～120 min）收集细胞。凝血酶的浓度5 nmol/L是借鉴之前的
文献［219，340］。采用免疫印迹法确定磷酸化Erk1/2的水平，如图6.3所示。
APC处理后的5 min内迅速诱导了Erk1/2的磷酸化，并持续到60 min，然后在
120 min后逐渐下降［图6.3（a）］。相比之下，凝血酶处理后的Erk1/2磷酸化水
平在刺激后的5 min达到最高水平［图6.3（b）］。然而，Erk1/2的激活持续时间
相对较短，磷酸化水平迅速下降，并在60 min后恢复到基础水平［图6.3（b）］。

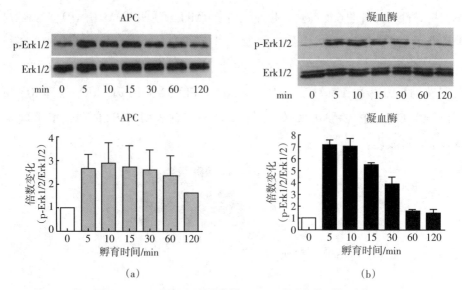

图6.3　APC和凝血酶引发的Erk1/2磷酸化的时间过程

血清饥饿的EA.hy926细胞分别用40 nmol/L APC［图6.3（a）］或5 nmol/L凝血酶［图6.3（b）］处理0～120 min。采用2.7.3节中描述的方法检测Erk1/2的磷酸化水平。上面的图显示了APC或凝血酶处理的一次典型Western免疫印迹。下面的图显示了来自3个独立实验的定量结果。用p-Erk1/2和Erk1/2的比值表示，均值±标准误差（$n = 3$），其中未刺激的培养基设为1。

6.2　APC和凝血酶对EC屏障渗透性的调节

EC屏障的渗透性在控制血液与底层组织之间的细胞和血浆成分交换中起着重要作用。APC和凝血酶在调节EC屏障完整性方面发挥着重要而不同的作用。为了研究这一点，本研究使用了双室半隔离系统（2.7.4节）。通过测量通过细胞屏障的FITC-葡聚糖的荧光强度来确定EA.hy926细胞单层的渗透性。在该系统中，没有细胞的累积FITC-葡聚糖的荧光强度为（179±1）FU，新构建的EA.hy926细胞单层的渗透性水平为45～75 FU，而完整的细胞单层渗透性低于10 FU。血清饥饿的完整细胞在转孔中用凝血酶处理（5 nmol/L，10 min），引发了EA.hy926细胞渗透性的显著增加［图6.4（a）］。预先用APC孵育3 min可以剂量依赖地减轻凝血酶诱导的高渗透性，50 nmol/L APC可以完全预防

［图6.4（b）］。这与使用光学显微镜观察到的细胞形态完全一致。血清饥饿的完整的EA.hy926细胞单层呈现出典型的内皮细胞石子样形态［图6.4（c）顶部］。然而，在凝血酶刺激（5 nmol/L，10 min）后，细胞收缩并变成圆形，细胞间隙的形成清晰可见［图6.4（c）中部］。如果细胞在凝血酶处理（5 nmol/L，10 min）之前预先用50 nmol/L APC孵育3 h，则可以防止这些细胞效应，而不会观察到细胞单层的破坏［图6.4（c）底部］。有研究报道，APC诱导的EC完整性保护并不是由于其阻止凝血酶对PAR1的切割[129, 219]，因为APC和凝血酶已被证明靶向细胞膜上的不同PAR1群体[215, 217]。

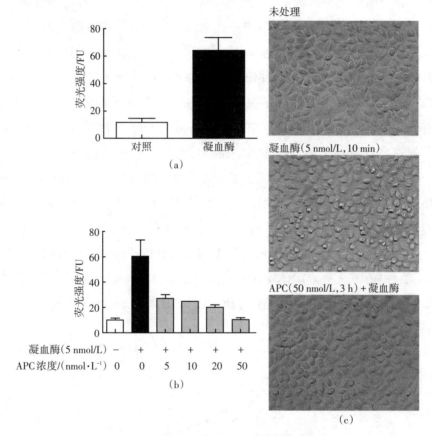

图6.4 APC对凝血酶诱导的高渗透性的对抗

EA.hy926细胞被接种在24孔半渗透孔板中。图6.4（a）表示细胞在无血清DMEM中用凝血酶处理（5 nmol/L）10 min，采用2.7.4节描述的方法测量渗透性（荧光强度）。图6.4（b）表示细胞在无血清DMEM中用不同浓度的APC

处理3 h，然后用凝血酶（5 nmol/L）处理10 min。采用上述方法测量渗透性（荧光强度）。结果用4次［图6.4（a）］或2次［图6.4（b）］独立实验的平均值±标准误差表示，每次实验均重复。图6.4（c）展示了一组代表性图片，分别显示未处理、凝血酶处理和APC预处理的细胞形态。

　　除了保护EC免受凝血酶介导的屏障功能障碍之外，APC还促进了未受干扰的新构建EC的渗透性完整性[129]。为了研究这种效应，首先需要确定最佳的细胞铺板密度，以实现单层细胞形态，即较少形成的细胞-细胞接触（新构建的细胞单层），且没有形成完整的细胞间连接。EA.hy926细胞以2×10^4、3.5×10^4或5×10^4个细胞/孔插入种植。在培养40 h后，它们进行血清饥饿处理或加入APC处理3 h，然后进行2.7.4节中描述的渗透性分析。当细胞密度为2×10^4时，在培养40 h后显然可以看到间隙，在显微镜下无法观察到APC减少的细胞渗透性［图6.5（a）］；而当种植$3.5 \times 10^4 \sim 5 \times 10^4$个细胞/孔时，生长40 h后可以形成一个EC单层，其中细胞-细胞连接较松散或不连续，测得的渗透性［图6.5（a）］与凝血酶干扰的完整EA.hy926细胞相似［图6.4（b）］。APC可以降低以这些密度种植的EA.hy926细胞的渗透性。因此，选择每孔4×10^4个EA.hy926细胞和在完整DMEM培养基中生长40 h的条件来评估APC对EC屏障的增强效应。如图6.5（b）所示，用APC处理3 h可以剂量依赖地降低新构建细胞单层的渗透性，50 nmol/L APC使EC渗透性降低约50%。

　　图6.5（a）表示EA.hy926细胞以不同密度种植在转孔嵌入板中，并生长40 h。然后细胞在无血清DMEM中加入空白对照或50 nmol/L APC处理3 h，再按照2.7.4节中描述的方法进行渗透性分析。结果以平均值±标准误差表示（$n = 2$），

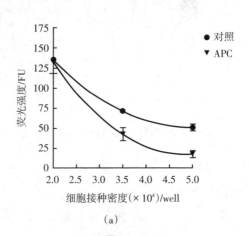

（a）

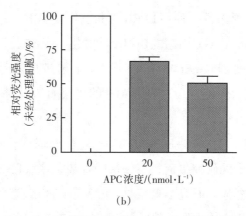

（b）

图6.5　APC增强新构建细胞的EC屏障完整性

每个样本均复制。图6.5（b）表示种植4×10⁴个EA.hy926细胞，在40 h后细胞用无血清DMEM中的APC（20或50 nmol/L）处理3 h，然后进行渗透性分析。未处理细胞的渗透性被设置为100%，与处理的细胞进行比较，如2.7.4节所述。结果以平均值±标准误差表示（$n=3$），每次实验均重复三次。

6.3　PAR1和EPCR在APC介导的细胞信号传导中的作用

在上述章节中已建立并描述了对APC和凝血酶均敏感的细胞模型。凝血酶引起细胞超渗透性，而APC增强EC屏障功能并保护细胞单层完整性。此外，APC和凝血酶均激活Erk1/2下游信号通路，尽管对于APC，观察到激活的持续时间较长。为了理解这两种蛋白酶在EC表面上的分子特异性，即引发不同的细胞内信号传导，接下来研究APC和凝血酶对EC受体PAR1和EPCR的信号依赖性。

下面使用之前优化的条件进行Erk1/2磷酸化实验，但使用的是重组APC变体（图6.6）。如前文所述，饥饿的单层EA.hy926细胞分别与Xigris、WT APC或APC变体处理（40 nmol/L，10 min），然后进行Erk1/2磷酸化检测。如预期，WT APC引起的Erk1/2磷酸化水平与商业化APC（Xigris）类似（图6.6）。非抗凝APC–D36A/L38D/A39V也引起了与WT APC类似的Erk1/2磷酸化水平，表明这种变体具有正常的信号传导能力。

无法与EPCR结合的APC–L8V未能诱导Erk1/2磷酸化，表明EPCR结合是启动信号传导的必要条件。使用EPCR阻断抗体（RCR252）进行验证，结果表明该抗体完全阻断了APC引起的Erk1/2磷酸化（图6.7）。

对活性位点突变APC-S360A或WT原型蛋白C进行处理，结果显示Erk1/2的磷酸化与未处理组无差异，这表明APC的蛋白酶活性对其信号传导功能至关重要。

令人惊讶的是，对APC-E330A/E333A进行处理后，Erk1/2的磷酸化与WT APC相当。先前的研究报道，突变这些残基会导致PAR1的水解消失，从而消除信号传导。然而本研究结果表明，E330A/E333A替代可能不会破坏APC的信号传导，或者该变体引发的效应并不依赖于PAR1。

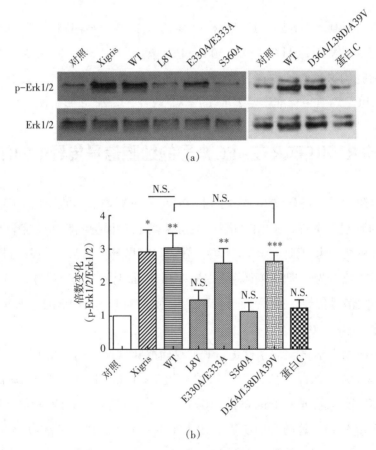

(a)

(b)

图6.6 APC变体对Erk1/2磷酸化的影响

完整的EA.hy926细胞分别与Xigris、WT APC、APC变体或HTI的商业化蛋白C处理（40 nmol/L，10 min），然后进行Erk1/2磷酸化水平分析（2.7.3

节）。图6.6（a）显示了一次代表性的Western 免疫印迹。图6.6（b）直方图显示了相应的Western免疫印迹结果的定量分析（重复实验）。用p-Erk1/2和Erk1/2的比值表示，均值±标准误差（$n=4$），其中未刺激的培养基设为1。*表示与未处理组相比显著差异（$p<0.05$；**，$p<0.01$；***，$p<0.001$；N.S.表示不显著差异），与未处理组或其他标明的组进行比较。

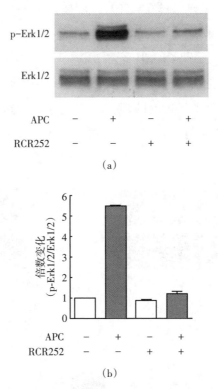

图6.7　EPCR阻断抗体（RCR252）对APC介导的Erk1/2磷酸化的影响

完整的EA.hy926细胞在用40 nmol/L APC处理10 min之前，先用抗人EPCR抗体RCR252孵育（25 μg/mL，30 min）。然后进行Erk1/2磷酸化分析（2.7.3节）。图6.7（a）显示了一次代表性的Western免疫印迹。图6.7（b）为重复实验的Western免疫印迹结果的定量分析。用p-Erk1/2和Erk1/2的比值表示，均值±标准误差（$n=2$），未刺激的培养基设为1。

基于先前的发现，下面进一步使用PAR1阻断抗体来探究APC引发的信号传导的PAR1依赖性。抗人PAR1抗体H-111是一种多克隆IgG1抗体，主要针对PAR1的1-111位残基。饥饿的单层EA.hy926细胞在5 nmol/L凝血酶［图6.8

（a）］或 40 nmol/L APC［图6.8（b）］处理之前，先用 H-111（25 μg/mL，30 min）孵育10 min。结果显示，H-111 只轻微抑制了凝血酶和 APC 引起的 Erk1/2 磷酸化。图6.8（a）和图6.8（b）中箭头标示的条带可能来自 H-111 兔源抗体和用于检测磷酸化 Erk1/2 的抗体。

另外，种植在转孔插入板中的细胞在相同的凝血酶处理前先用抗体（25 μg/mL，30 min）处理［图6.8（c）］。同样，H-111 也对凝血酶介导的 EC 超渗透性有轻微抑制作用。这种抗体曾成功地用于结合人或小鼠 PAR1 或阻断 PAR1 信号传导[166, 168, 215, 224, 341]，但研究结果表明，该抗体无法与小鼠 PAR1 结合，这说明可能一些批次的性质发生了变化[171]。未能有效阻断 APC 或凝血酶引发的信号响应可能是由于 PAR1 阻断效率不足，或者这些信号响应并不依赖于 PAR1。因此，需要使用其他 PAR1 抗体探索 PAR1 在 APC 和凝血酶信号传导中的作用。

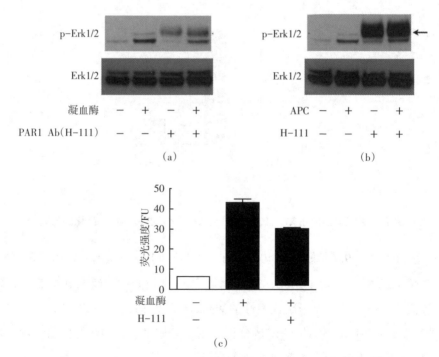

图6.8　ATAP2抗体对凝血酶和APC诱导的EC信号传导的影响

饥饿的单层 EA.hy926 细胞在用 ATAP2 抗体（H-111，25 μg/mL）孵育 30 min后，分别用凝血酶（5 nmol/L，10 min）处理［图6.8（a）］或用 ATAP2

抗体（25 μg/mL）孵育1 h后进行APC处理（40 nmol/L，10 min）［图6.8（b）］。然后按照2.7.3节所述进行Erk1/2磷酸化分析。种植在转孔插入板中的完整的EA.hy926细胞先用ATAP2抗体（25 μg/mL）孵育30 min，然后用5 nmol/L凝血酶处理10 min。按照2.7.4节进行渗透性分析［图6.8（c）］。

ATAP2是一种单克隆抗体，与PAR1新释放的N-末端的"悬挂配体"（氨基酸42-55）结合[342]。然而，阻断催化性PAR1切割的一种更好的方法是将ATAP2与WEDE15结合使用[51, 129, 164, 183, 343]，WEDE15是针对类似于血蛭素结合序列的PAR1的抗-PAR1单克隆抗体[344-345]。

虽然单独使用ATAP2可以成功抑制PAR1的切割[198]，但Shi.X等人的研究结果也表明，该抑制效果较弱；而使用ATAP2和WEDE15抗体混合物可以强烈抑制凝血酶诱导的Erk1/2磷酸化[53]。结果表明，单独使用ATAP2（20 μg/mL，30 min）不能抑制凝血酶或APC诱导的Erk1/2磷酸化（图6.9）。而ATAP2和WEDE15的混合物完全消除了凝血酶诱导的Erk1/2激活［图6.10（a）］和EC超渗透性［图6.10（b）］，这与文献［51］的结果一致。

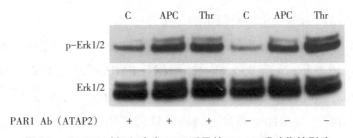

图6.9　ATAP2对凝血酶或APC诱导的Erk1/2磷酸化的影响

完整的EA.hy926细胞先用ATAP2（20 μg/mL）孵育30 min，然后用40 nmol/L APC或5 nmol/L凝血酶处理10 min。按照2.7.3节所述进行p-Erk1/2分析。p-Erk1/2表示磷酸化Erk1/2。

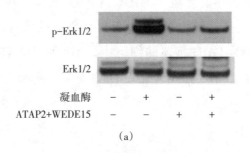

（a）

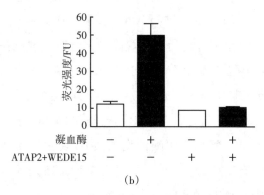

（b）

图6.10　ATAP2和WEDE15抗体混合物对凝血酶诱导的Erk1/2磷酸化

和EA.hy926细胞的超渗透性的影响

在用凝血酶处理（5 nmol/L，10 min）之前，EA.hy926细胞先用ATAP2（10 μg/mL）和WEDE15（25 μg/mL）混合物孵育30 min，然后进行Erk1/2磷酸化分析［图6.10（a）］或进行渗透性分析［图6.10（b）］。图6.10（a）显示了两个独立实验的代表性Western免疫印迹。图6.10（b）中的渗透性以荧光表达，数值表示为均值 ± S.E.M（$n = 2$）。

根据ATAP2和WEDE15对凝血酶介导的PAR1信号传导的影响，本研究评估了PAR1在APC介导的细胞保护性信号传导中的作用。在用APC（40 nmol/L，10 min）处理之前，完整的EA.hy926细胞在PAR1阻断抗体混合物（ATAP2和WEDE15，每种抗体浓度分别为10 μg/mL和25 μg/mL）孵育30 min。如图6.11（a）所示，与未经抗体混合物预处理的细胞相比，预先用抗体混合物处理的细胞中APC引发的Erk1/2磷酸化明显减弱。这表明，EA.hy926细胞对APC诱导的Erk1/2的活化依赖于PAR1的激活，与先前的研究结果一致[129, 165, 167, 307-310]。

在用APC处理（50 nmol/L，3 h）之前，种植在转孔插入板中的细胞也以相同的方式孵育抗体混合物。如图6.11（b）所示，在未经PAR1抗体混合物处理的细胞中，50 nmol/L APC使新结缔细胞的渗透性降低约50%；相比之下，在预先孵育PAR1抗体的细胞中，APC引起的渗透性降低明显减弱。这些结果表明，PAR1在APC介导的EA.hy926细胞屏障稳定中起着重要作用。

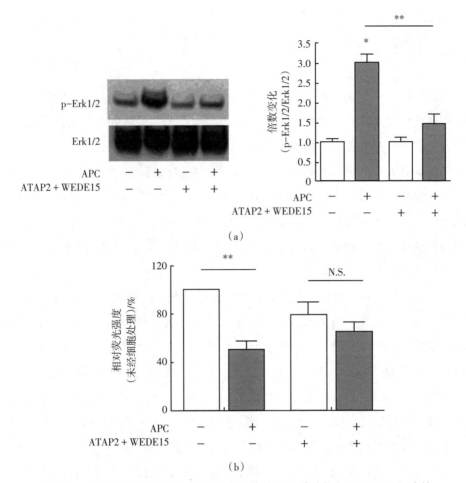

（a）

（b）

**图6.11　ATAP2和WEDE15对APC介导的Erk1/2磷酸化和EA.hy926细胞的
通透性降低的影响**

图 6.11（a）中，常规 24 孔板中的细胞先被 ATAP2（10 μg/mL）和
WEDE15（25 μg/mL）抗体混合液预孵育 30 min，然后被 40 nmol/L APC 处理
10 min，接着进行 Erk1/2 磷酸化分析。左侧显示 Western 印迹的结果，右侧显
示 p-Erk1/2 和 Erk1/2 比值的变化。图 6.11（b）表示在 24 转孔插入板中播种
4×10^4 个 EA.hy926 细胞并让其生长 40 h。细胞与抗体混合液孵育的方式与图
6.11（a）中相同，随后用 50 nmol/L APC 处理 3 h。之后对通透性进行分析，
并将未处理的对照组设为 100%。数值显示：均值± S.E.M，来自三次独立实
验。p-Erk1/2：磷酸化 Erk1/2；*，$p < 0.05$；**，$p < 0.01$；N.S.，无显著性。

6.4 讨论

本章的主要研究目的是建立APC和凝血酶各自的体外内皮细胞模型，并使用这些模型来检查这两种蛋白酶在细胞实验中的剂量依赖性和时间依赖性。随后，检验由APC和凝血酶介导的内皮细胞信号依赖于哪些受体。

在本研究中，使用EA.hy926细胞作为内皮细胞模型，来评估APC和凝血酶的细胞反应。这个"永生"的细胞系首先由Edgell等人建立，是通过将原始HUVECs与人肺癌细胞系A549杂交得到的。这些细胞持续表达VWF，这是血管内皮细胞的特定功能，可维持超过100代的增殖[346]。EA.hy926细胞还保留了许多其他HUVECs的特性[347-357]。

使用这个细胞系有许多优点，比如它是容易维护的细胞系，具有稳定的血管内皮特性。此外，许多研究使用这个细胞系作为血管EC的模型来研究APC和凝血酶信号[50, 111, 128, 129, 167, 216, 220, 223, 224, 306, 340, 358]。尽管原始的EC（如HU-VECs）有其他的优点，例如它们不是永生化的，并且与生理EC更接近，但这些生理EC不像永生化的细胞那样增殖。HUVECs需要时间来提取和培养，并且可以使用的代数有限。然而，使用这些原始细胞的一个很大的缺点是来自不同供体的批次之间的可变性，这阻碍了可重复结果的获得。在优化HUVECs中的Erk1/2磷酸化过程的早期阶段，我们观察到在某些HUVEC制备中可以很容易地检测到磷酸化的Erk1/2，但在其他制备中则相对较少。一些研究报告了不同供体之间的HUVECs在转染效率[359]、mRNA水平[360]上的差异，其他研究则证明了单个和多个供体之间的HUVECs的细胞特性存在差异[361]。因此，通常使用来自约4个供体的混合HUVECs[362-363]，但对于当前的研究来说，这是不切实际和耗时的，尤其是考虑到EA.hy926细胞是可用的。

本研究分析了由APC和凝血酶介导的EC信号反应，主要包括Erk1/2激活和EC通透性调节，并假设不同的PKC同工酶的参与导致了APC和凝血酶之间的信号途径的差异。

Erk1/2-MAPK级联包括Raf、MEK1/2和Erk1/2，它们在哺乳动物细胞中普遍存在，并调节诸如细胞增殖、分化、生存和运动等多种细胞反应[364]。APC和凝血酶都诱导Erk1/2-MAPK级联的激活，这与EC的增殖有关[198, 365]。与文献结果一致的是[129, 164, 198-200, 214]，在APC和凝血酶刺激的EA.hy926细胞中检测到Erk1/2途径的激活，这种激活是由它们的蛋白酶活性造成的［图6.2（a）和图6.6］。Erk1/2也参与了APC介导的细胞保护信号，这种信号抑制了mRNA水平和凋亡因子TRAIL的分泌。在高浓度（180 nmol/L）下，APC能够减少TNF-α诱导的EC表面ICAM-1的表达，在其中Erk1/2也起着重要的作用[200]。

结果还显示，APC激活的Erk1/2-MAPK级联需要EPCR的结合。这最初是通过使用APC-L8V来证明的，APC-L8V是一个已报道的EPCR结合功能受损的APC变种[93, 124]。在当前的研究中，经APC-L8V处理的细胞中的p-Erk1/2水平与未刺激的细胞相差无几。此外，通过利用EPCR阻断抗体（RCR252），进一步确认了EPCR在APC驱动的Erk1/2激活中的作用。这与先前的研究结果一致，证明了APC以EPCR依赖的方式诱导Erk1/2激活[164, 172, 198, 225]。EPCR不仅使得蛋白C聚集到EC表面，还增强了EC细胞表面的APC的生成[117, 366]，并使APC激活PAR1[338]，因此它是细胞保护信号通路的关键组成部分[50, 216]。

为了研究APC的信号响应是否依赖于EA.hy926细胞中的PAR1激活，本研究采用了APC-E330A/E333A。这种变体最初由Yang等人合成，它具有正常的抗凝血活性，但不能裂解PAR1，因此不能保护EC免受凋亡和屏障破坏[110]。基于这些结果，笔者提出Glu330和Glu333形成的外位点可以和PAR1相互作用[110]。在第4章中，采用CAT测定法证实了这种变体的正常抗凝血活性。令人惊讶的是，在培养的EA.hy926细胞中，APC-E330A/E333A诱导的Erk1/2磷酸化与WT APC相似。重要的是，如果使用PAR1阻断Ab混合物（ATAP2和WEDE15），会观察到APC诱导的Erk1/2激活显著减弱，这表明PAR1在APC对这种细胞的信号转导中发挥了重要作用，结果与之前的研究结果一致[129, 165, 167, 307-310]。

这就引出了一个问题：为什么APC-E330A/E333A引发了信号响应，并且依赖于PAR1呢？一个解释是Erk1/2磷酸化可能对PAR1信号非常敏感，由APC-E330A/E333A提供的低效激活PAR1就可能支撑Erk1/2信号途径的激活。相比之下，其他下游途径，如抗凋亡或EC屏障保护，则需要更大范围的PAR1激活。如第5章所讨论的，由于EPCR与转染的PAR1缺乏共定位，这些外源PAR1的裂解需要更高浓度的APC（APC在裂解内源性PAR1上比转染的PAR1

约高效20倍[110, 220]），因此，APC-E330A/E333A可能仍然能够裂解内源性PAR1，从而引发细胞内信号传递。因此，这种变种不是确定APC信号是否依赖于PAR1的可靠变体。

APC和凝血酶对EA.hy926细胞通透性的调节也被进一步评估。结果显示，凝血酶可以增加EA.hy926细胞单层的通透性［图6.4（a）］，而APC则保护细胞免受这种由凝血酶引起的屏障破坏［图6.4（b）］。人们认为凝血酶引发的PAR1激活导致Gq/G12/13蛋白偶联，进而激活RhoA、NF-κB和磷酸化MLCK，并触发actomyocin收缩，导致细胞收缩和内皮细胞间隙形成[216, 367]。APC呈现出对凝血酶引发的高通透性的剂量依赖性抑制，最大内皮屏障保护一般在5 nmol/L时实现。这与已发表的大约1.2 nmol/L[129]和9.85 nmol/L[111]是一致的。人们可能会轻易地推测，APC对PAR1的裂解阻止了凝血酶的进一步反应，因为后者也需要PAR1激活才能向细胞内发送信号。然而，有几项研究结果显示情况并非如此。使用对PAR1裂解敏感的抗体，即使在APC预先孵育后，凝血酶在ECs表面上还能裂解更多的PAR1[220]。此外，凝血酶能够在与APC预处理的ECs中诱导更多的信号[129]。APC还促进了新形成的细胞的稳定性，这可能是通过建立更紧密的细胞-细胞接触来实现的［图6.5（b）］。尽管人们对APC触发的EC屏障保护的确切机制尚未完全清楚，但一般认为它涉及PAR1激活诱导的Gi蛋白偶联和随后的Rac-1激活，这进一步导致细胞保护性的信号响应[216]。APC也展现出在没有诱导高通透性的激动剂（如凝血酶）存在时增强EC屏障的效果。这也表明APC的细胞效应与细胞表面的PAR1受体的敏感度降低（或失活）无关。支持这一观点的研究结果显示，APC的预孵育（预处理）不会影响凝血酶通过PAR1依赖性激活Erk1/2[129]。此外，这些结果也可能间接支持一个观点，即APC和凝血酶激活的PAR1位于EC膜的不同部位。

据报道，EC可表达所有四种PAR[50-52]，其中PAR1和PAR2的表达量最高[368]。很明显，凝血酶对HUVEC的激活和基因表达（例如TR3）的上调被PAR1阻断抗体（ATAP2和WEDE15）阻止，而当使用PAR1拮抗剂（BMS200261）时，这些反应仅被部分抑制[51, 307]。此PAR1拮抗剂通过结合到细胞外环2中的配体结合位点来阻止受体激活。凝血酶还可通过激活PAR1和PAR2来激活HUVEC和调节基因表达，其中PAR2是由PAR1的配体转录激活的[51]。有鉴于此，尽管研究结果表明PAR的活化是必要的，但PAR2的潜在作用也不能被忽视。Riewald等人的观察支持了PAR2可能也负责该系统中由APC促进的细胞保护效应的假设，他们发现APC可以诱导PAR2激活[164, 306]。Kaneider等人则发现，PAR1的保护效应需要在败血症的小鼠模型中同时激活PAR2的信号通路[368]。PAR1和PAR2在细胞膜上彼此接近[369]，并且在血管平滑肌细胞上PAR1和PAR2之间形成异质二聚体[370]。EC上是否存在这种情况尚待确定。即使PAR1和PAR2在EC上发生异质二聚化，也必须确保它们在小窝腔中的定位，之后APC才能通过这种方式发出信号。因此未来的研究重点是首先解决这个问题。此后，可研究APC诱导的细胞保护效应是否通过PAR1的切割及同时激活PAR1和PAR2，可以利用PAR1和PAR2拮抗剂来进行上述评估。

　　根据本章的研究结果，可以得出以下结论：① APC和凝血酶都能激活Erk1/2信号传导，同时蛋白酶活性是必需的；② 凝血酶可以增加EA.hy926细胞单层的渗透性；③ APC不仅能减少新结缔细胞的渗透性，还能保护完整的细胞单层免受凝血酶引起的破坏；④ APC介导的信号传导需要其与EPCR的结合；⑤ PAR1是APC和凝血酶诱导的Erk1/2磷酸化和EC渗透性调节的主要受体；⑥ APC缺乏抗凝作用不妨碍其通过PAR1进行信号传导。

第7章　PKC在APC和凝血酶介导的
内皮细胞反应中的作用

PKC参与许多细胞信号通路，包括Erk1/2-MAPK级联激活和EC屏障功能的调节。在第6章中观察到了EA.hy926细胞对APC和凝血酶的不同细胞效应。本章将进一步研究这些现象的潜在机制，特别是关注PKC同工酶的作用。本章主要分析PKC（同工酶）在凝血酶和APC诱导的Erk1/2磷酸化中的作用（7.1节），以及在EC屏障功能调节中的作用（7.2节）。此外，还通过它们的细胞内转位和磷酸化评估了凝血酶和APC介导的PKC同工酶激活（7.3节）。

7.1　PKC参与PMA、APC和凝血酶诱导的Erk1/2磷酸化

7.1.1　直接PKC激活对Erk1/2磷酸化的影响

在研究PKC在EC中对APC和凝血酶的信号传导反应的影响之前，首先尝试评估PKC激活本身是否能够引起信号转导，从而激活培养的EA.hy926细胞中的Erk1/2。PMA是一种有效的PKC激活剂，其作用类似于DAG，一般认为会引发经典型和新型PKC同工酶的激活[371-374]。将EA.hy926细胞与100 nmol/L的PMA共同培养5 min后，细胞内磷酸化Erk1/2的水平显著增加［图7.1（a）］。随后的培养进一步提高了磷酸化水平，在60 min时达到稳定，并连续保持2 h。这些结果表明，EA.hy926细胞中PKC依赖性地激活Erk1/2，与之前在其他细胞类型中观察到的结果一致[375-378]。为了探索特定的PKC同工酶对PMA引起的这种细胞反应的影响，将饥饿培养的EA.hy926细胞预先在GF109203X（1 μmol/L）或Gö6976（0.3 μmol/L）中孵育30 min，再进行PMA（100 nmol/L）

处理（1 h）。然后制备全细胞裂解液，并通过免疫印迹法检测 p-ERk1/2 和 Erk1/2，方法详见 2.7.4 节。如图 7.1（b）所示，与未处理的细胞相比，经 100 nmol/L PMA 处理（1 h）的细胞中 p-Erk1/2 显著增加。这种增加在 GF109203X 预处理时减弱，而 Gö6976 预处理的效果微乎其微 ［图 7.1（b）和（c）］。这表明，GF109203X 抑制了 PKC 同工酶，而 Gö6976 没有抑制 PKC 同工酶，是 Erk1/2-MAPK 激活的原因。GF109203X 被广泛用于抑制经典型 PKC 同工酶（α和β1）和新型 PKC 同工酶（ε和δ）[379-381]，而 Gö6976 专门用于阻碍经典型 PKC 同工酶的功能（PKCα和β1）[382]。基于这一点，新型 PKCε 或 δ 亚基可能参与了 PMA 诱导的 Erk1/2 级联激活。这与之前的研究结果一致，显示 PMA 诱导的 Erk1/2 激活在肠上皮细胞中依赖于 PKCδ[379]，在暴露于 PMA 的小鼠乳腺细胞中，PKCδ 的过表达增强并维持了 Erk1/2 的激活[383]。综上所述，这些结果表明 PKC 激活可能导致 Erk1/2-MAPK 途径的激活，并且并非所有被 PMA 激活的 PKC 同工酶（经典型和新型）都对这个信号通路起着相同的作用，这已经通过使用 PKC 选择性抑制剂（GF109203X 和 Gö6976）得到了证实。基于这些结果，下面使用这些 PKC 抑制剂研究 PKC 在 APC 和凝血酶介导的细胞效应中的作用。

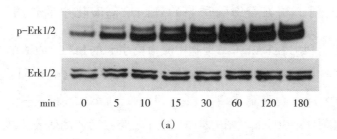

（a）

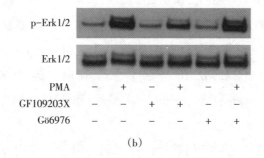

（b）

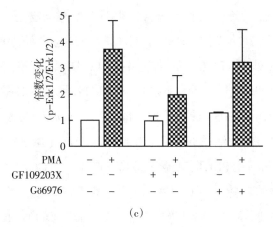

(c)

图7.1 PMA 激活 Erk1/2 及药理学 PKC 抑制剂（GF109203X、Gö6976）对其效应的影响

饥饿培养的 EA.hy926 细胞与 100 nmol/L PMA 共培养不同时间［图7.1（a）］，或预先孵育于 PKC 抑制剂 GF109203X（1 μmol/L）或 Gö6976（0.3 μmol/L）中30 min，然后暴露于 PMA（100 nmol/L）60 min ［图7.1（b）］，细胞被裂解以进行 Erk1/2 磷酸化分析（2.7.3节）。图7.1（c）显示了来自两个独立实验的定量结果，其中未处理组的带强度（p-Erk1/2／Erk1/2）设置为1，数值表示为均值 ± 标准误差（$n = 2$）。

7.1.2 PKC 同工酶在凝血酶诱导的 Erk1/2 磷酸化中的作用

为了确定 PKC 在 EA.hy926 细胞中凝血酶引起的 Erk1/2 激活中的作用，本研究使用了选择性 PKC 抑制剂 Gö6976 和 GF109203X。饥饿培养的 EA.hy926 细胞在受到 5 nmol/L 凝血酶或对照（TBS）刺激之前，用 0~10 μmol/L GF109203X 预处理30 min。图7.2（a）显示了免疫印迹的代表性结果。为了定量地描述 GF109203X 对 Erk1/2 磷酸化的影响，对来自三个独立实验的免疫印迹图进行了密度测定分析，并将数据表示为 p-Erk1/2 的倍数（相对于未处理细胞的总 Erk1/2）。从图7.2（b）左图可以明显看出，GF109203X 的高浓度（≥5 μmol/L）抑制了 Erk1/2 的基础水平磷酸化。这些结果还表明，在 GF109203X 浓度大于或等于 5 μmol/L 时，凝血酶诱导的 Erk1/2 磷酸化减少［图7.2（b）右图］。

尽管 GF109203X 是 PKC 的选择性抑制剂，但它不能均等地抑制各种 PKC 亚型[382, 384]。一份对 GF109203X 抑制不同 PKC 的特性的报告显示，它对经典

（PKCα和β1）和新颖（PKCδ和ε）PKC表现出强效抑制，IC$_{50}$值≤0.132 μmol/L，而对PKCζ的抑制效果则较差（IC$_{50}$约为5.8 μmol/L）[385]。因此可以使用大于或等于5 μmol/L的GF109203X来抑制细胞中的非典型PKCζ[386-389]。基于这一点，图7.2所示的结果表明，尽管经典/新型PKC同工酶不太可能在凝血酶介导的Erk1/2激活中发挥重要作用，但PKCζ仍然有可能参与此信号传导。

有学者使用Gö6976研究了经典PKC同工酶在凝血酶处理过程中对Erk1/2磷酸化的作用，Gö6976是一种强力抑制经典PKCα和β1（IC$_{50}$<7 nmol/L）的抑制剂[381]。细胞预先用1 μmol/L Gö6976孵育30 min，未能减弱凝血酶引起的Erk1/2磷酸化（图7.3），排除了经典型PKC在凝血酶反应中的作用。这与使用GF109203X得到的结果一致，表明这种信号反应不依赖于PKCα或PKCβ。

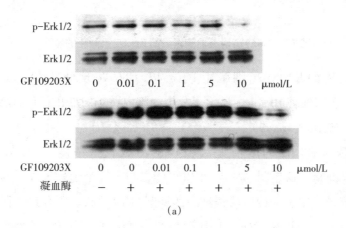

（a）

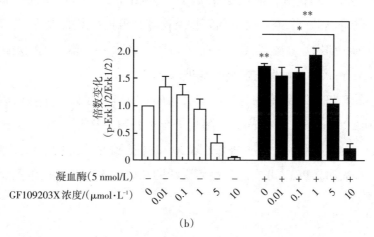

（b）

图7.2　GF109203X对凝血酶诱导的Erk1/2磷酸化的影响

图7.2（a）表示饥饿培养的EA.hy926细胞在加入0～10 μmol/L GF109203X前预先孵育30 min，然后与对照或5 nmol/L凝血酶一起孵育10 min。每个图给出了分析细胞内p-Erk1/2和总Erk1/2水平的免疫印迹的结果。图7.2（b）表示对每种处理条带强度（p-Erk1/2/Erk1/2）进行定量分析，并将数值表示为三个独立实验的均值±标准误差。*表示$p < 0.01$，**表示$p < 0.001$，与对照组相比或图中另有说明。

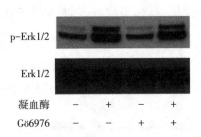

凝血酶	−	+	−	+
Gö6976	−	−	+	+

图7.3　Gö6976对凝血酶诱导的Erk1/2磷酸化的影响

饥饿培养的EA.hy926细胞用1 μmol/L Gö6976预处理30 min后，再用5 nmol/L凝血酶处理10 min。显示了分析细胞内p-Erk1/2和总Erk1/2水平的代表性免疫印迹结果（$n = 3$）。

凝血酶对Erk1/2的激活无法被Gö6976或较低浓度（<5 μmol/L）的GF109203X抑制，这表明非典型PKCζ可能参与了这个信号传导。为了测试这个假设，笔者使用了一种可渗透细胞的抑制PKCζ的肽。所有PKC同工酶都含有特定的伪底物结构域，通过与其激酶结构域结合保持蛋白质处于非活性状态。伪底物抑制肽（PSIs）模拟伪底物结构域，阻止PKC的激活[390]。经过细胞渗透修饰，如肉豆蔻酰化（Myr-PSI）和附着在肽N-末端的天线短腿结构域载体肽（Antp-PSI），确保它们高效地进入细胞。

饱和的EA.hy926细胞在与Myr-PSIζ（10 μmol/L）预处理30 min后，接受凝血酶刺激（5 nmol/L，10 min），随后进行p-Erk1/2分析。如图7.4所示，与无Myr-PSIζ的情况相比，Myr-PSIζ处理30 min使凝血酶介导的Erk1/2激活减少了59%。这表明，PKCζ可能是凝血酶激活的Erk1/2-MAPK途径中重要的上游调节因子。

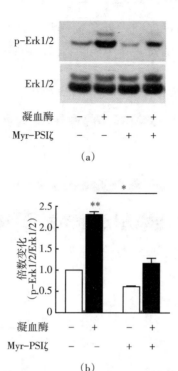

图 7.4　Myr–PSIζ 对凝血酶诱导的 Erk1/2 磷酸化的影响

图 7.4（a）表示 EA.hy926 细胞在饥饿培养 5 h 后，先用 10 μmol/L Myr–PSIζ 孵育 30 min，然后与凝血酶（40 nmol/L，10 min）一起孵育。接着按照 2.7.3 节的方法分析 p-Erk1/2 和总 Erk1/2 的细胞裂解液。图 7.4（b）显示了使用 10 μmol/L Myr-PSIζ 进行的三次重复实验的定量结果，其中未处理组的带强度（p-Erk1/2/Erk1/2）设定为 1，数值表示均值±标准误差（$n = 3$）。*表示 $p < 0.01$，**表示 $p < 0.001$，与对照组相比或见图中所画。

7.1.3　PKC 在 APC 诱导的 Erk1/2 磷酸化中的作用

在确定 PKCζ 是凝血酶刺激后激活 Erk1/2 的重要同工酶后，本研究使用 PKC 抑制剂 GF109203X 和 Gö6976 研究了不同 PKC 同工酶在 APC 诱导的 Erk1/2 磷酸化中的作用。与 GF109203X 对凝血酶介导的 Erk1/2 激活的效应相反，该抑制剂（0 ~ 10 μmol/L）剂量依赖地抑制了饱和的 EA.hy926 细胞对 APC 处理（40 nmol/L，10 min）所引起的 Erk1/2 磷酸化（图 7.5）。这表明 GF109203X 敏感的 PKC 同工酶（PKCα，β1，δ，ε 和 ζ）在 APC 依赖的 Erk1/2 磷酸化中可能起着重要作用。使用Gö6976进一步研究排除了经典PKC（PKCα和β）的作用，因为这种抑制剂在这些实验中不影响Erk1/2的激活（图7.6）。

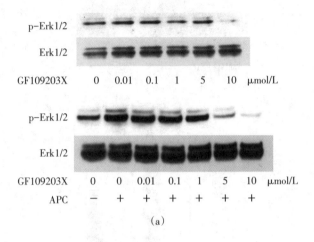

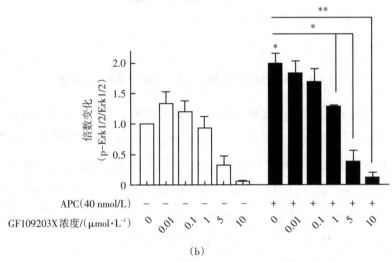

图7.5　GF109203X对APC诱导的Erk1/2磷酸化的影响

图7.5（a）表示饥饿培养的EA.hy926细胞在加入0～10 μmol/L GF109203X前预先孵育30 min，然后继续与对照或40 nmol/L APC一起孵育10 min。每个图给出了分析细胞内p-Erk1/2和总Erk1/2水平的免疫印迹的代表结果。图7.5（b）表示对每种处理的条带强度（p-Erk1/2/Erk1/2）进行定量分析，并将数值表示为三个独立实验的均值±标准误差。*表示$p < 0.01$，**表示$p < 0.001$，与对照组相比或见图中所画。

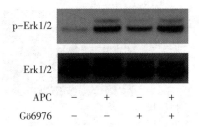

	APC	−	+	−	+
	Gö6976	−	−	+	+

图7.6 Gö6976对APC诱导的Erk1/2磷酸化的影响

饥饿培养的 EA.hy926 细胞在用 1 μmol/L Gö6976 预处理 30 min 后，用 40 nmol/L APC 处理 10 min。图 7.6 显示了分析细胞内 p-Erk1/2 和总 Erk1/2 水平的代表性免疫印迹结果（$n = 3$）。

使用 PKC 抑制剂的结果显示，PKCδ、ζ和/或ε在响应 APC 的 Erk1/2 磷酸化中可能起一定的作用。为了进一步探索这一点，首先评估了 PKCδ 在 APC 介导的 Erk1/2 激活中的作用。渗透细胞的 PSIs 广泛用于研究特定 PKC 同工酶的活性，因为它们能高效地传递到靶蛋白，并在细胞内迅速发挥作用。然而，目前尚无 PKCδ 的 PSI 可用。基因敲除方法，如 siRNA 转染，是抑制基因表达和随后表达蛋白的常用方法。该方法也经常用于鉴定信号通路中的 PKC 同工酶。因此，使用特异性针对 PKCδ 的 siRNA 来检查 PKCδ 在 APC 诱导的 Erk1/2 磷酸化中的参与程度。

在特异性检测 PKCδ 的免疫印迹中，展示了最佳的 PKCδ 基因敲除效果，当细胞使用 10 nmol/L PKCδ siRNA 和 1 μL Lipofectamine 转染时，PKCδ 的表达减少了约 90%［图 7.7（a）］。细胞转染 PKCδ siRNA 后继续生长 3 d，然后用 40 nmol/L APC 处理 10 min。结果显示，即使当 PKCδ 基因表达显著抑制时，对 APC 的反应仍然不受影响［图 7.7（b）］。这表明 PKCδ 在 APC 信号通路中不起作用，或者不太可能参与其中。

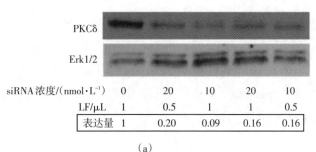

siRNA浓度/(nmol·L⁻¹)	0	20	10	20	10
LF/μL	1	0.5	1	1	0.5
表达量	1	0.20	0.09	0.16	0.16

（a）

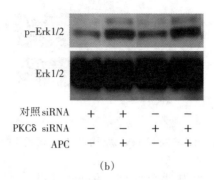

对照 siRNA	+	+	—	—
PKCδ siRNA	—	—	+	+
APC	—	+	—	+

(b)

图7.7 PKCδ siRNA转染及其对APC诱导的Erk1/2磷酸化的影响

图7.7（a）表示在24孔板中种植的50%密度的EA.hy926细胞用不同浓度的PKCδ siRNA和Lipofectamine 2000（LF）的组合进行转染，如前所述。细胞在表达PKCδ的水平进行免疫印迹前生长72 h。"表达量"表示PKCδ相对于总Erk1/2的相对表达水平，与转染对照siRNA的细胞相比较。图7.7（b）表示使用10 nmol/L PKCδ siRNA或对照转染50%密度的EA.hy926细胞。细胞在40 nmol/L APC处理前生长72 h，并进行5 h的血清饥饿，然后进行10 min的孵育。分别对细胞裂解液进行Western免疫印迹，以评估Erk1/2的磷酸化。图7.7（b）给出了免疫印迹结果（$n = 2$）。

虽然PKCδ未参与APC诱导的Erk1/2激活，但使用选择性PKC抑制剂GF109203X（图7.5）和Gö6976（图7.6）获得的结果仍然暗示了PKCζ和/或PKCε的潜在作用。为了评估介导APC诱导的Erk1/2磷酸化的PKC同工酶是否是PKCζ，本研究使用了细胞渗透性的Myr-PSIζ。饱和的EA.hy926细胞在经10 μmol/L Myr-PSIζ预处理30 min后，与APC孵育（40 nmol/L，10 min）。如图7.8所示，与未加入肽抑制剂的情况相比，10 μmol/L Myr-PSIζ几乎完全抑制了对APC处理引起的p-Erk1/2的增加。由于EA.hy926细胞不表达PKCθ[391]，因此将Myr-PSIθ用作PKCζ抑制剂的阴性对照。令人惊讶的是，经过30 min的预处理，10 μmol/L Myr-PSIθ对APC的信号反应也产生了显著的抑制作用[图7.8（b）]。

EA.hy926细胞在饥饿培养5 h后，先用10 μmol/L Myr-PSIζ孵育30 min，然后与APC（40 nmol/L，10 min）一起孵育。接着按照2.7.3节的方法分析细胞裂解液中的Erk1/2磷酸化。

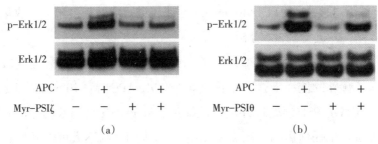

图7.8　Myr-PSIζ对APC诱导的Erk1/2磷酸化的影响

图7.9（a）和（b）分别表示将APC（40 nmol/L）和凝血酶（5 nmol/L）与10 μmol/L　Myr-PSIζ、Myr-PSIθ或Antp-PSIζ孵育10 min，然后评估它们对S2366底物的水解能力。图7.9（c）表示饥饿的EA.hy926细胞在添加40 nmol/L APC前与指示的渗透性PSI进行预处理。经过10 min后，收集培养基进行S2366分析。图7.9（d）表示饥饿的EA.hy926细胞用10 μmol/L　Myr-PSIζ孵育

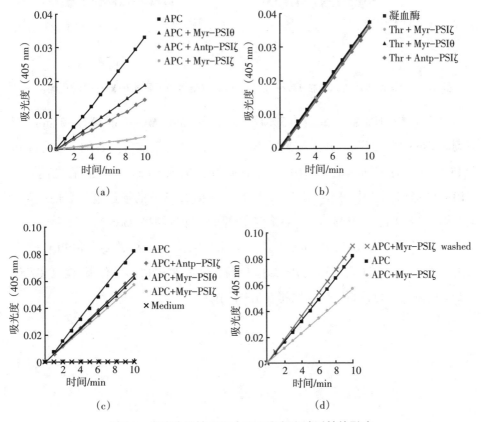

图7.9　细胞渗透性PSI对APC和凝血酶活性的影响

30 min，然后直接添加APC（40 nmol/L）或先进行清洗后再添加。收集每种处理的培养基，并进行S2366分析。

再次评估Myr-PSIζ对APC诱导的Erk1/2磷酸化的影响，只是这次在添加肽后加入了额外的洗涤步骤。然后与40 nmol/L APC孵育10 min。与之前的结果相反，在Myr-PSIζ预处理并进行洗涤后，Myr-PSIζ对APC诱导的Erk1/2信号传导没有产生任何影响［图7.10（a）］，这表明PSIζ不太可能介导这种信号传导。值得注意的是，无抑制作用不太可能是由于肽的外露，因为已经证明Myr-PSIs被细胞内吞是不可逆的[392]，并且额外的洗涤步骤不会改变Myr-PSIζ在阻断凝血酶触发的Erk1/2-MAPK激活中的作用［图7.10（b）］。

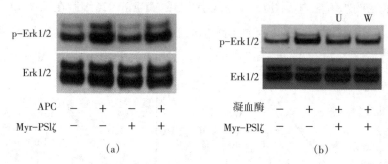

图7.10 经过改进的方法评估Myr-PSIζ对APC或凝血酶诱导的Erk1/2磷酸化的影响

EA.hy926细胞在饥饿培养5 h后，用10 μmol/L Myr-PSIζ孵育30 min。然后用HBSS洗涤细胞，并更换新的温暖的无血清培养基，接着加入40 nmol/L APC，并孵育10 min［图7.10（a）］。或者在加入5 nmol/L凝血酶之前，用HBSS洗涤或不洗涤细胞［图7.10（b）］。根据2.7.3节的描述进行Erk1/2磷酸化分析。图7.10（a）显示了一次代表性的免疫印迹结果（$n=3$）。

在排除了PKCδ和ζ作为APC信号的重要效应后，有必要评估PKCε的作用。然而，由于缺乏合适的PKCε抑制剂，因此使用PKC转位/磷酸化实验对PKCε的激活进行分析，该实验将在7.3节中介绍。

7.2　PKC参与凝血酶或APC诱导的内皮屏障调节

7.2.1　PKC参与凝血酶诱导的内皮屏障功能障碍

为了评估PKC在凝血酶介导的内皮屏障破坏中的作用，需要测量凝血酶处理的EA.hy926细胞在存在或不存在PKC抑制剂的情况下的渗透性，包括药物抑制剂和细胞渗透性PSI。首先，成熟单层的EA.hy926细胞的培养物在被凝血酶处理（5 nmol/L，10 min）前预先与1 μmol/L或3 μmol/L GF109203X孵育30 min，然后分析细胞的屏障渗透性。图7.11（a）显示，1 μmol/L或3 μmol/L GF109203X减少了凝血酶诱导的EC渗透性增加约50%，表明PKC参与了导致EC屏障功能障碍的信号通路。此外，Gö6976（靶向PKCα和β1）孵育30 min也能剂量依赖性地抑制凝血酶诱导的EC超渗透性［图7.11（b）］，1 μmol/L Gö6976几乎完全抑制了渗透性增加。这表明，经典型PKCα和/或PKCβ1在凝血酶触发的信号中可能发挥重要作用。

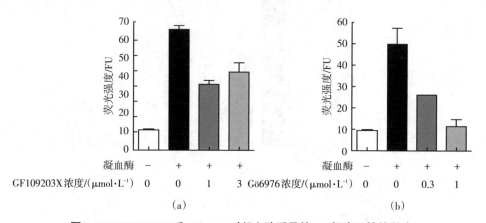

图7.11　GF109203X和Gö6976对凝血酶诱导的EC超渗透性的影响

EA.hy926细胞在转孔板上生长并彼此融合。细胞在无血清DMEM培养基中饥饿处理3 h，然后预先孵育GF109203X［图7.11（a）］或Gö6976［图7.11（b）］30 min，接着进行凝血酶处理（5 nmol/L，10 min）。渗透性分析如2.7.4节所述。

为了确认经典PKC在凝血酶诱导的EC屏障功能障碍中的重要性，本研究使用Myr-PSIα/β处理细胞。如图7.12所示，将50 μmol/L Myr-PSIα/β处理细胞30 min后，EC单层对凝血酶的渗透性增加值降低了约78%。这与使用Gö6976得到的结果一致，并强烈支持经典PKCα和β1在凝血酶诱导的EA.hy926细胞屏障破坏中的作用的观点。本结果与先前的研究结果一致，证明了PKCα在凝血酶引起的EC屏障破坏中发挥关键作用[268, 393-394]。然而，有研究发现PKCζ在凝血酶诱导的人类微血管内皮细胞（HMECs）的内皮屏障间隙形成中发挥作用[291]。鉴于此，在源自大血管内皮细胞（HUVECs）的EA.hy926细胞中，有必要探索PKCζ是否在凝血酶介导的EC屏障功能障碍中起重要作用。为此，在凝血酶刺激（5 nmol/L，10 min）之前，用渗透性PSIζ（包括Antp-PSIζ和Myr-PSIζ，浓度为10～30 μmol/L）孵育EA.hy926细胞30 min。在所有测试的浓度下，这两种PSIζ均显著抑制了细胞单层对凝血酶刺激的渗透性增加。对三个独立实验的定量分析显示，两种PSIζ的最大抑制效果出现在20 μmol/L浓度下，渗透性增加降低了47%～55%。总的来说，这些结果明确证明了经典PKC（α和/或β1）和PKCζ在凝血酶介导的EA.hy926细胞屏障破坏中的作用。

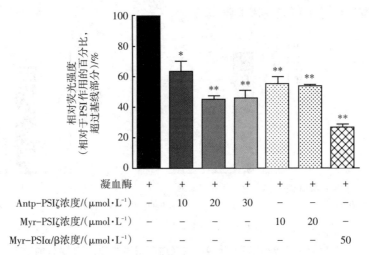

图7.12 PKCα/β和PKCζ在凝血酶诱导的超渗透性中的作用

在转孔板上种植饥饿培养的EA.hy926细胞形成成熟单层后，使用Antp-PSIζ（10～30 μmol/L）、Myr-PSIα/β（10或20 μmol/L）或Myr-PSIα/β（50 μmol/L）孵育30 min，然后进行凝血酶（Thrombin）处理（5 nmol/L，10 min）。渗透性用未接受抑制剂处理的细胞的荧光百分比表示，减去相应未接受凝血酶处理的细胞中检测到的荧光（参见2.7.4节中的方程式）。数据表示为平均值±标准误差

（$n=3$），每个实验均重复进行两次。*，$p<0.01$；**，$p<0.001$。每种PSI的浓度选择根据各自制造商提供的IC_{50}值。

7.2.2　PKC参与APC介导的内皮屏障保护作用

在确定了PKC在凝血酶介导的EA.hy926细胞单层破坏中的作用后，接下来探究PKC是否也参与了APC介导的对EC屏障完整性的保护。若得到肯定结果，那么参与的PKC亚型是否与参与凝血酶信号中的PKC亚型不同？如上节以及图7.13所示，50 nmol/L APC处理3 h加强了对EC屏障的保护，表现为其能逐渐降低EA.hy926细胞的渗透性。而将细胞预先孵育在GF109203X（5 μmol/L，30 min）中，对APC的屏障保护作用没有影响（图7.13）。因此，PKC可能不参与APC介导的屏障稳定效应。

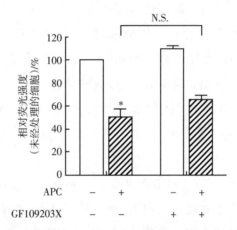

图7.13　GF109203X对APC介导的EC屏障完整性增强的影响

未完全融合的细胞在无血清DMEM培养基中预先孵育5 μmol/L GF109203X 30 min，然后处理APC（50 nmol/L，3 h），并按照2.7.4节中的描述测量渗透性。数据表示为平均值±标准误差（$n=3$），三次独立实验的渗透性（％）绘制为相对于未处理细胞的渗透性，未处理细胞的渗透性设置为100％。*，$p<0.01$；N.S.，无显著性差异，与未处理对照细胞相比或在图上有其他标注。

7.3 凝血酶或APC引起的PKC激活

7.3.1 PKC同源物转位

PKC激活的测定方法有很多，其中PKC从细胞质向细胞膜的转移以及随后的磷酸化是评估PKC被直接激活的最常用标准。在前一节中已经证明了经典型PKCα和/或β1和非经典PKCζ在凝血酶诱导的EA.hy926细胞信号中的作用，接下来旨在通过评估它们在凝血酶处理后的活化来确认这些发现。为此，将EA.hy926细胞用5 nmol/L凝血酶处理0～120 min，然后对细胞进行亚细胞分离（2.7.6节）。使用特异性抗体（2.7.7节）检测细胞膜和细胞质中的PKCα、β1和ζ。图7.14显示，在5 nmol/L凝血酶刺激下，在5 min后观察到PKCβ1和ζ从细胞质向细胞膜的转移。此后，在30 min时，这两种PKC同源物的膜结合略有减少，并在60 min时恢复，随后逐渐消失。而根据重复实验的结果，在凝血酶处理期间未检测到PKCα的转位，与未处理细胞相比，细胞膜中检测到的PKCα并未明显改变。作为PKC转位的阳性对照，PMA孵育（100 nmol/L，10 min）引发了PKCα和β1的大量转位，而几乎观察不到PKCζ的转位，这与文献[370]的结论一致。

在7.1.3节中，使用GF109203X和Gö6976的实验结果表明，PKCε、δ或ζ可能参与APC诱导的Erk1/2通路激活。使用Myr-PSIζ和PKCδ的siRNA进一步研究排除了PKCζ和δ的作用。随后，为评估APC是否改变了PKCε的转位，将EA.hy926细胞用50 nmol/L APC处理0～180 min，并使用2.7.7节中描述的方法检测细胞膜和细胞质中存在的PKCε。然而，未观察到APC影响PKCε的转位（图7.15），表明APC没有激活PKCε。接着使用抗PKCδ和抗PKCζ抗体对细胞裂解物进行分析。如预期，未观察到任何PKC亚型的转位，表明APC没有激活PKCδ或PKCζ。综上所述，使用PKC抑制剂和评估PKC的活化，结果表明APC引发的信号转导独立于PKC活化。

血清饥饿细胞在不同时间（0～120 min）内孵育5 nmol/L凝血酶，然后提取细胞膜（M）和细胞质（C）分离物（2.7.6节），并通过Western免疫印迹（$n=2$）进行分析（2.7.7节）。图7.14分别显示了每个PKC同源物转位的一张典型免疫印迹图。在右侧的面板中，细胞在细胞分离和Western 免疫印迹分析之前，使用100 nmol/L PMA孵育10 min。

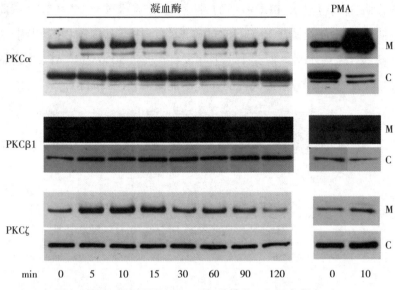

图7.14 凝血酶诱导PKCβ1和ζ的转位，但不包括PKCα

在不同时间（0～180 min）内，血清饥饿的细胞经过50 nmol/L APC孵育，然后通过Western印迹分析细胞膜（M）和细胞质（C）分离物（$n=2$）。图7.15分别显示了每个PKC同源物转位的一张典型免疫印迹图。

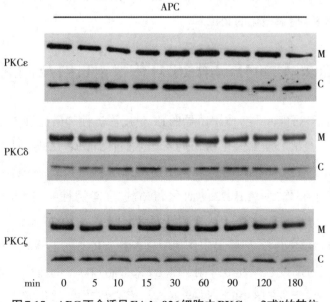

图7.15 APC不会诱导EA.hy926细胞中PKCε、δ或ζ的转位

117

7.3.2 PKC磷酸化的评估

除了亚细胞转位外，PKC激活的另一个标志是磷酸化[244-245, 248]。因此，还需要评估APC是否能诱导PKCε和ζ的磷酸化。在静息细胞中检测到PKCε和PKCζ的磷酸化基线水平，但这个水平并没有在经过50 nmol/L APC处理的任何时间点上增强（图7.16），再次说明APC不能激活PKCε和PKCζ。

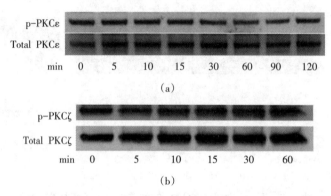

图7.16 APC对PKCε和PKCζ磷酸化的影响

在EA.hy926细胞中，用50 nmol/L APC处理0～120 min，然后通过Western免疫印迹分析细胞裂解物中PKCε-Ser729和PKCζ-Thr410的磷酸化。图7.16分别显示了p-PKCε-Ser729（$n = 2$）和p-PKCζ-Thr410（$n = 4$）的一张典型免疫印迹图。p-PKC指磷酸化的PKC。

7.4 凝血酶诱导的EC屏障破坏依赖于Erk1/2的活化

Erk1/2已被证实参与VEGF诱导的EC过度渗透性和微血管渗漏[395-396]。除了生长因子，炎症介质如氧化物（H_2O_2）也通过激活Erk1/2导致屏障渗透性增加[397-399]。由于凝血酶能够诱导Erk1/2的磷酸化，并且PKCζ在凝血酶诱导的信号传导中起重要作用（Erk1/2的活化和EC过度渗透性），因此接下来研究Erk1/2作为上游调节因子是否导致凝血酶处理的EA.hy926细胞渗透性增加。同时，对APC介导的EC屏障稳定作用中是否涉及PKC同工酶进行评估。

U0126通过高度选择性地抑制MEK1/2来抑制Erk1/2的活化，MEK1/2直接磷酸化Erk1和2上的T183和Y185残基，从而导致它们的活化[400-401]。10 μmol/L

U0126抑制了APC和凝血酶促进的Erk1/2磷酸化效应（图7.17）。这个结果与以前的研究结果一致，表明10 μmol/L足以完全抑制Erk1/2的活化[402]。U0126（10 μmol/L）也减弱了凝血酶处理的细胞中渗透性的增加，减少了约57%［图7.18（a）］。而这种抑制剂对APC介导的细胞屏障增强效应没有影响［图7.18（b）］。这些结果表明，Erk1/2在凝血酶诱导的EC过度渗透性中起作用，而APC介导的EC屏障保护作用与Erk1/2无关。U0126对凝血酶引起的屏障破坏的抑制只是部分的，这表明在凝血酶诱导的渗透性调节中存在另一条信号通路。

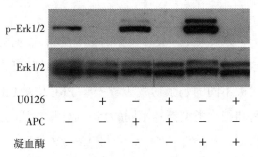

图7.17 U0126对凝血酶或APC诱导的Erk1/2磷酸化的影响

血清饥饿的EA.hy926细胞在与10 μmol/L U0126共孵育30 min后，经过10 min的凝血酶（5 nmol/L）或APC（40 nmol/L）刺激，然后通过Western免疫印迹分析Erk1/2的磷酸化。

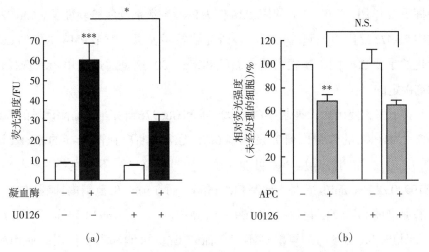

图7.18 U0126对凝血酶或APC介导的EC屏障变化的影响

图7.18（a）表示在转孔板上培养的EA.hy926细胞与10 μmol/L U0126共孵育30 min，然后加入凝血酶（5 nmol/L，10 min），评估细胞渗透性，并将数

据（荧光）表示为均值 ± 标准误差（$n = 4$）。图 7.18（b）表示在转孔板上新形成的 EA.hy926 细胞与 100 μmol/L U0126 共孵育 30 min，然后孵育 50 nmol/L APC 3 h，分析细胞渗透性，并将数据（均值 ± 标准误差，$n = 3$）表示为未处理细胞的百分比。*，$p < 0.05$；**，$p < 0.01$；***，$p < 0.001$；N.S.，不显著，与载体对照组或图中其他指示的条件相比。

7.5 讨论

MAPK 级联反应涉及 Raf、MEK 和 Erk1/2，在哺乳动物细胞中普遍存在，并参与多种生理功能[403]。已有报道显示，Erk1/2 通路可以通过 PKC 依赖或 PKC 非依赖的方式被不同的刺激物激活[404-405]。PKC 依赖 Erk1/2 活化，根据刺激、治疗持续时间和细胞类型涉及不同的 PKC 亚型[406-410]。在本研究中，首先使用经典和新型 PKC 同工酶激活剂 PMA 对 EA.hy926 细胞中 Erk1/2 的磷酸化进行研究。当评估 Erk1/2 的磷酸化时，发现 PMA 能够显著激活该蛋白质，如图 7.1（a）所示。使用药物抑制剂 GF109203X 和 Gö6976 的实验揭示了新型 PKC 在对 PMA 的信号响应中的作用［图 7.1（b）和图 7.1（c）］，这与以前的研究结果一致，表明新型 PKCδ 和/或 ε 在多种不同细胞类型的 Erk1/2 磷酸化中发挥重要作用[379, 383, 411]。使用 PMA 作为 PKC 激活剂的实验验证了 EA.hy926 细胞中 Erk1/2 活化的细胞内机制。该研究结果还表明，调节 PMA 诱导的 Erk1/2 活化的重要 PKC 同工酶很可能是新型 PKCε、δ，这是通过使用 PKC 选择性抑制剂确定的。

接下来，使用 PKC 抑制剂 GF109203X 和 Gö6976 研究了凝血酶诱导的 Erk1/2 磷酸化中 PKC 的作用。研究发现 Gö6976 无法阻断凝血酶介导的 Erk1/2 活化（图 7.3），这表明经典型 PKC 可能在这个信号通路中并不是主要的参与对象。GF109203X 在 nmol/L 浓度下抑制 PKCε 和 δ，而在 μmol/L 范围内抑制 PKCζ。凝血酶促进的 Erk1/2 活化仅被 GF109203X 高浓度（≥5 μmol/L）抑制（图 7.2），这表明 PKCε、δ 参与的可能性不大，而 PKCζ 更可能起重要作用。使用 Myr-PSIζ——一种可渗透细胞的 PKCζ 特异性抑制剂，明显减弱了凝血酶诱导的 Erk1/2 磷酸化（图 7.4）。此外，本研究还观察到凝血酶处理的 EA.hy926 细胞中 PKCζ 从细胞质到细胞膜的转移现象，这是 PKC 活化的特征（图 7.14），表明凝血酶可以在这些细胞中激活PKCζ，而PKCζ在凝血酶介导的信号传导中具有重要作用。PKCζ在EC中充当Erk1/2活化的关键上游效应物这一发现是新颖的，类似于其他研究在视网膜色素上皮细胞中使用PKCζ的研究结果，表明这些细胞类型中可能存在共同的信号通路[409]。

目前凝血酶驱动的Erk1/2活化的PKCζ依赖机制尚不完全清楚。细胞外刺激（如生长因子和细胞因子）引起的Raf-MEK-Erk模块的经典激活依赖于Ras GTP酶的激活。虽然已有研究报道凝血酶能够激活光滑肌细胞中的经典Ras依赖的Erk1/2级联反应[412-413]，但Palma-Nicolas等人的研究结果表明，凝血酶介导的PKCζ依赖的Erk1/2路径不涉及Ras的活性，他们在视网膜色素上皮细胞中使用一种阻断Ras与膜结合的抑制剂证明了这一点[408]。其他研究还表明，PKC可能通过直接磷酸化Raf-1来绕过Ras的活化[414-415]。因此，本研究在EA.hy926细胞中的观察结果可能表明，凝血酶通过PAR1的激活可以以Ras独立的方式诱导PKCζ依赖的Erk1/2路径的活化。但是需要进一步的研究来验证这个假设。

与凝血酶介导的Erk1/2磷酸化缺乏抑制剂不同，低浓度的GF109203X对APC介导的Erk1/2磷酸化具有更明显的抑制作用（图7.5），这表明该反应可能有PKCα、β1、ε、δ和ζ的参与。然而，缺乏抑制经典PKC的Gö6976剔除了PKCα、β1的重要作用（图7.6）。使用PKCδsiRNA来降低PKCδ表达［图7.7（b）］和用Myr-PSIζ来抑制PKCζ的活化［图7.7（a）］，没有观察到对APC引起的Erk1/2磷酸化有抑制作用。此外，APC未能引起PKCε、δ或ζ的明显的细胞质到细胞膜转位现象（图7.15），也未增强PKCε或ζ的磷酸化（图7.16），表明这些PKC同工酶不被APC激活。综合而言，似乎PKC不参与APC介导的Erk1/2活化。然而，EA.hy926细胞表达PKCα、β1、δ、ε、η、ζ、λ和μ[391]，其中对GF109203X敏感的PKC同工酶PKCη、λ和μ的参与性不能被排除，这可以在将来的研究中进行评估。

尽管GF109203X对APC介导的Erk1/2活化产生抑制作用，但特定于单个GF109203X敏感的PKC同工酶的抑制剂未能证实这些PKC同工酶的重要作用。这种不一致可能来自GF109203X的非PKC特异性抑制作用。GF109203X通过竞争性结合到PKC催化域中的ATP结合位点来抑制PKC[385]。由于AGC家族蛋白激酶之间高度同源性和紧密相关的结构，GF109203X抑制其他AGC激酶的能力不能被排除。事实上，已有研究结果显示，GF109203X还能够产生PKC非依赖的特异性效应，包括直接抑制MLCK（$IC_{50} \approx 0.6\ \mu mol/L$）[383]、蛋白激酶G（PKG，$IC_{50} \approx 4.6\ \mu mol/L$）[384]、RSK和p70/S6激酶（在nmol/L范围内的效力）[416-418]。因此，可以合理地假设GF109203X对APC介导的Erk1/2磷酸化的抑制作用可能归因于其对其他激酶（如MLCK、PKG和p70/S6激酶）的抑制作用。

Finigan等人的研究结果表明，APC能够诱导MLC的磷酸化，通过周边分布对EC屏障稳定性起作用[169]。如前所述，由于MLC是MLCK的直接底物，因此MLCK的活性也可能被APC刺激。然而，APC引起的MLC磷酸化通过MLCK是否会导致Erk1/2的激活尚不清楚，因为许多先前的研究结果表明MLCK/MLC信号通路发生在Erk1/2-MAPK级联反应的下游[419-420]。因此进一步地研究使用MLCK特异性抑制剂来解决这个问题是非常必要的。

此外，除了PKC和Src，PKG也是EC中Erk1/2级联反应的激活因子。例如，VEGF诱导的EC增殖涉及PKG依赖的Erk1/2激活[421]。此外，NO作为刺激物[422]或中介物（在VEGF刺激下）[421]可以激活Erk1/2并随后引发EC增殖，这需要上游的PKG激活。值得注意的是，APC可以激活eNOS[163,198]，还可以激活PI3K[183,198]（eNOS的上游效应物），这两者在Erk1/2 MAPK级联反应的活化和随后的EC增殖中都发挥重要作用[198]。这些发现提出了一种可能性，即APC可能起到生长因子或生存因子的作用，而MLCK、PKG或p70/S6激酶可能参与APC介导的细胞信号传导。进一步的研究需要使用特异性抑制剂来解决这个问题。

最后，通过p70/S6激酶也可以观察到Erk1/2的活化。例如，胰岛素诱导的视网膜神经元存活涉及PI3K-mTOR通路的激活，导致p70/S6激酶的磷酸化[423]，它也参与了胰岛素诱导的Erk1/2活化[424]。综上所述，以上证据表明，APC可能作为生长因子或生存因子，MLCK、PKG或p70/S6激酶的参与可能在APC介导的细胞信号传导中发挥作用。

PKCα[263,266-270]、cPKCβ[263,271-275]和PKCδ[276-279]通常被认为参与屏障破坏，而PKCε通常与内皮屏障的保护性反应相关[270,280-283]。相反，PKCζ在内皮屏障的保护性反应[284-286]和破坏中[287-289]都发挥作用。本研究通过药物和抑制肽的方法，揭示了经典PKC（图7.11和图7.12）和PKCζ（图7.12）在凝血酶处理的EA.hy926细胞中超渗透性反应中的作用。进一步的研究结果表明，凝血酶能够引起PKCζ和PKCβ1从细胞质向细胞膜的转位现象（图7.14），PKCζ和β1在凝血酶处理的细胞中被激活。PKCβ1在EC中参与凝血酶引起的超渗透性反应是新的发现，而PKCα在凝血酶引起的屏障功能障碍中的作用已在多个研究中被证实[268, 393-394]。

与凝血酶相比，APC介导的屏障保护性信号效应已经在本研究（第6章）以及其他研究中被观察到[110, 129, 171, 190, 214]。这种由APC引起的内皮屏障增强反应被归因于S1P/S1P₁信号的交叉激活[129, 169]，而凝血酶被发现可激活S1P₃，导致内皮屏障的破坏性效应[75-76]。Feistritzer等人使用siRNA方法证明了SK1和S1P₁在APC增强屏障效应中的重要作用[129]。然而，S1P₁信号如何整合到APC信号传导中的机制尚不清楚。有人认为，生长因子受体和S1P₁的激活依赖于增加的SK活性和随后新产生的S1P的分泌[425]。因此，一个可能性是APC刺激S1P的分泌，从而通过S1P₁进行信号传导。之前的研究结果表明，在对SK刺激剂神经节苷脂GM-1的反应中，PKCε在S1P依赖的心脏保护性信号中起到重要作用[79]。然而，在本研究中，尽管APC已被报道能够刺激S1P的生成并导致随后的细胞保护效应[129, 169, 215]，但在刺激了APC的EA.hy926细胞中未发现PKCε的参与，这一点可以通过免疫印迹法证明，即APC处理未刺激PKCε的转位或磷酸化。以前的研究结果表明，细胞类型的差异有可能解释PKC参与相关性观察到的不同结果。这方面的证据包括：① 在心室肌组织中，外源性S1P无法引起PKCε的转位[79]，而在外源性S1P中，PKCε对HPAEC的迁移很重要[78]；② 大量的S1P在HUVEC的培养基中积累[426]，而在HPAEC的培养基中未检测到S1P[427]，这表明不同细胞类型在S1P的分泌方面存在差异。

本研究发现，所有经过测试的细胞渗透性PSIs都不同程度抑制了APC的催化活性。这种方法已被广泛用于确定PKC同工酶的细胞内活性，但当前研究中提出的问题未被报道过。这些肽抑制APC活性的机制尚不清楚，一种可能性是它们与APC结合，导致其构象变化并影响APC的酶性质。另一种可能性是这些肽与APC的活性位点密切结合，在一定程度上阻碍其对底物的水解。鉴于这一发现，渗透性肽应谨慎使用，并且对使用这些肽的研究结果进行解释时也应慎重。

以上结果表明，APC未能通过PKC同工酶（如PKCα、β1、ε、δ或ζ）进行信号传导。重要的是，APC在富含胆固醇洞形微域中发挥作用，其细胞保护活性需要其激活受体PAR1，该受体还与EPCR和蛋白caveolin-1相关联[50, 216]。本研究证明了EPCR和PAR1在APC介导的内皮细胞屏障保护中的重要作用。Rezaie等人发现了EPCR和caveolin-1在脂质筏中的相互作用，APC占据EPCR会扰乱它们之间的相互作用。因此，游离的caveolin-1可以自由地与其他蛋白质相互作用。事实上，caveolin-1通过其支架结构域可以与许多信号蛋白相互作用并抑制其活性，包括eNOS、PI3K、Src和PKC[428-429]。就PKC而言，其抑制仅限于PKCα和PKCζ[430]，这可能是因为其阻止了激动剂诱导的PKC转位到质膜[430]以及它们的自体磷酸化[431]。此外，caveolin-1是允许APC成功信号传导的重要组分[50, 216]。在本研究中，笔者发现凝血酶引起的内皮屏障破坏依赖于PKCζ的激活。因此，合理的假设是APC介导的EPCR释放caveolin-1，后者通过抑制PKCζ来对抗凝血酶介导的EC超渗透。支持这一假设的另一个证据是，APC增强的EPCR通过抑制凝血酶诱导的PKCζ激活在HUVEC中表现出抗超渗透效应[386]。Ang1是由APC增强表达的，它通过抑制凝血酶诱导的PKCζ激活在HUVEC中表现出抗超渗透效应[386]。Ang1是一个分泌蛋白质，它与内皮细胞特异性受体Tie2相互作用。Ang1/Tie2轴对于维持内皮细胞单层的完整性、防止炎症和过敏反应中血管泄漏至关重要。这些机制还不能被完整解释，但一项体外研究结果表明，Ang1能够通过调节细胞连接的连接复合物、血小板EC黏附分子-1和VE-cadherin来抑制EC渗透性[386]。此外，Ang1可以抑制PKCζ的激活，PKCζ被认为与细胞极性蛋白（如Par-3）形成复合物，并可能间接与连接分子JAM相互作用，导致细胞连接的改变[385]。以上研究结果还表明，凝血酶和APC的细胞反应涉及不同的细胞内调节因子，即凝血酶激活PKCζ和β1导致细胞屏障破坏，而APC促进的EC屏障增强效应不需要PKC的激活。

最后，使用Erk1/2磷酸化抑制剂U0126，本研究发现凝血酶引起的EC超渗透性减弱了约57%［图7.16（a）］，这表明凝血酶引起的渗透性增加部分依赖于Erk1/2的激活。这与之前的研究结果一致，表明PMA诱导的PKC激活通过Erk1/2信号通路引起EC屏障功能障碍[432]。相反，本研究发现APC在Erk1/2磷酸化抑制剂U0126（100 μmol/L）的100倍浓度下未受到抑制［图7.16（b）］。这与S1P介导的cortactin转位不涉及Erk1/2的激活的发现一致[74]。值得注意的是，完全抑制Erk1/2激活的U0126浓度（10 μmol/L）只部分阻断了凝血酶引起的渗透性增加，这表明Erk1/2磷酸化对该反应是必要但不充分的。因此，分支信号通路被认为有助于EA.hy926细胞中的超渗透反应。Erk1/2独立的信号通路尚不清楚，但Wang等人提出，CaMKIIδ6依赖性的RhoA和ROCK的激活可能有助于凝血酶诱导的渗透性增加，绕过Erk1/2 MAPK级联[401]。尽管PKCζ和β1在凝血酶引起的超渗透效应中发挥关键作用，但Gö6976在Erk1/2激活中未发现PKCβ1的重要性。这表明，PKCβ1在Erk1/2通路下游起作用。

综上所述，本章研究的结果为EA.hy926细胞对凝血酶引起的内皮屏障破坏提供了新的解释。通过PAR1的激活，凝血酶引起PKCζ依赖的Erk1/2激活，最终导致内皮细胞单层的渗透性增加。此外，凝血酶通过PAR1的激活还诱发了Erk1/2依赖的PKCβ1介导的内皮屏障破坏，尽管Erk1/2信号通路直接激活PKCβ1的机制尚待确定。图7.19给出了凝血酶引起的内皮屏障破坏的PKC依赖性信号通路。此外，本研究还证明了APC/PAR1介导的细胞保护性反应（至少是Erk1/2激活和内皮屏障保护）独立于PKC的激活，这可能是EPCR依赖的近乎局部化PAR1激活的结果。本研究比较了PKC各亚基参与APC和凝血酶引起的细胞反应的信号通路。这些发现也在PAR1激活后下游的分歧信号传导和由APC与凝血酶引起的细胞效应方面填补了部分知识空白。

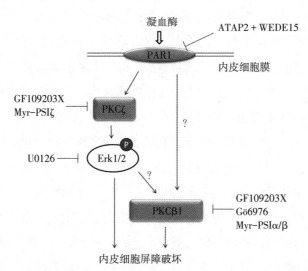

图7.19 凝血酶引起的超渗透性在EA.hy926细胞中的PKC依赖性信号通路

凝血酶依次激活PKCζ和PKCβ1，可以促进超渗透性反应的发生。该细胞效应依赖于PKCβ1活性上游的Erk1/2激活，还有一个Erk1/2独立的并行通路有待确定。

第8章 总 结

8.1 讨论

凝血和炎症是两个主要的自卫系统，有助于维持血液正常流动和功能，控制组织损伤，并帮助清除侵入的病原体。这两个通路涉及多种不同的信号通路，并受到不同刺激的触发。同时，这两个通路也紧密地相互联系和彼此影响。大量证据表明，炎症反应可以触发凝血反应，而凝血反应反过来也可以增强炎症反应。由于凝血和炎症通路的复杂性，这两个系统的有效调节是至关重要的，而任何机制的紊乱都可能导致人类许多疾病的发生。

APC和凝血酶是本书研究的重点，它们是凝血和炎症过程中两个关键的丝氨酸蛋白酶。APC通常被认为是抗凝血剂，但最近的研究肯定了它在抗炎作用中的角色。蛋白C缺乏会导致严重的血栓形成症状，而纯合子蛋白C缺乏甚至会导致致命性的新生儿全身弥漫性血管内凝血[433]。此外，研究人员在低水平蛋白C表达的小鼠中观察到炎症反应的增加，并发现可以通过补充蛋白C进行治疗[432]。在各种炎症疾病中蛋白C合成和激活的功能受损进一步强调了APC在维持正常止血和炎症方面的重要作用[237, 434-437]。与APC相比，凝血酶通常被认为是促凝血和促炎性的，因为它激活纤维蛋白和血小板的能力很强，所以能诱发许多炎症介质的分泌，从而促进炎症进程。然而，无调控的凝血酶生成和功能异常与血栓性疾病有关，并且凝血酶在炎症和心血管疾病的发病机制中也有着重要作用[438-440]。尽管APC和凝血酶在凝血过程中的功能已经被大量研究，但人们对它们调节炎症方面的信号传导机制仍未完全知晓。有趣的是，这两种蛋白酶在内皮细胞中的信号转导是通过激活细胞膜受体PAR1来实现的。可见，在内皮细胞膜上，与EPCR毗邻的PAR1是APC的对象底物[215]，相反，凝血酶激活的 PAR1 所在的位置则不同 [216]。APC 和凝血酶引发的不同信号通路可能源于它们靶向不同的 PAR1 亚群以及核心受体（如 EPCR）参与的不同 [50]。PAR1 位于细胞膜的不同空间平台上的激活差异导致在 APC 作用时与受体的 Gi 蛋白偶联，而凝血酶诱导的 PAR1 激活则引起 Gq/$G_{12/13}$ 蛋白的偶联 [50]。然而，人们对 APC 和凝血酶激活 PAR1 引发的各自信号通路仍然缺乏全面的理解。本研究旨在探索 APC 和凝血酶引发的不同内皮细胞的胞内信号转导机制，尤其是关注不同的 PKC 同工酶的作用。

8.1.1 蛋白 C 及其变体的表征

为了评估 APC 介导的内皮细胞信号转导的分子特异性，本研究制造了具有不同功能障碍的 APC 变体。这包括 APC-L8V（EPCR 结合受损）、APC-E330A/E333A（PAR1 结合受损）、APC-D36A/L38D/A39V（蛋白 S 结合受损）和 APC-S360A（蛋白酶活性受损）。

本研究评估了溶液中游离凝血酶对蛋白 C 的激活。结果显示，Ca^{2+} 对游离凝血酶激活蛋白 C 具有抑制作用，与文献［101］一致。而 Ca^{2+} 的存在对凝血酶/TM 复合物激活蛋白 C 是必需的 [101]。以往的研究结果已经表明，蛋白 C 的 70 环上的 Ca^{2+} 结合会影响激活肽的构象。因此，P3（Glu167）和 P3′（Glu172）残基可能会受到凝血酶的酸性残基（Glu192 和 Glu39）的排斥，阻止酶与底物结合 [420, 441]。然而，凝血酶与 TM 结合后会引起凝血酶构象的变化，导致 Glu39 和 Glu192 的异构扭转，从而与底物产生更有利的相互作用 [318, 442]。值得注意的是，由于 Ca^{2+} 的存在及凝血酶与 TM 之间的高亲和力（K_d 约为 2 nmol/L），游离凝血酶激活蛋白 C 在生理情况下发生的可能性很小。

对血浆进行 CAT 分析，笔者观察到 APC-L8V 和 APC-E330A/E333A 与 WT APC 的抗凝活性相当。这表明，与 EPCR 结合或 PAR1 相互作用的残基对于 APC 履行其抗凝功能并不是必需的。APC-L8V 的正常抗凝活性也与通常的观点一致，即 APC 对凝血因子（F Va 和 F Ⅷa）的失活依赖于其直接结合到带负电荷的磷脂膜，而不是 EPCR。CAT 分析还显示 APC-D36A/L38D/A39V 的抗凝活性严重受损，这就确认了蛋白 S 在蛋白 C 的抗凝活性中的关键作用。尽管 APC-S360A 具有突变的活性位点，但本研究观察到其仍具有残余的抗凝活性。这可能是由于 APC 变体与 F Va 结合，抑制了 F X 与 F Va 的结合 [328]。

本研究通过使用EC模型的Erk1/2磷酸化，检测了这些APC变体的细胞信号转导效率。APC-L8V和APC-S360A无法诱导Erk1/2的活化，这与以前的研究结果一致，即在EC中，APC的信号转导需要EPCR结合和蛋白酶活性[164, 172, 198, 225]。令人意外的是，APC-E330A/E333A能够诱导Erk1/2的活化，尽管该变体已被证明无法水解外源PAR1[110]。笔者推测Erk1/2的磷酸化可能对低速率的PAR1活化敏感。因此，APC-E330A/E333A可能具有残余的PAR1水解活性，能够激活Erk1/2信号通路。由于无法确定该变体中PAR1的参与程度，本研究使用PAR1阻断抗体进行实验。结果显示，APC介导的EC信号转导依赖于PAR1。本研究生成的4种APC变体中，APC-D36A/L38D/A39V是唯一一种在EC中诱导Erk1/2磷酸化水平与WT APC相当的突变体。这表明，尽管该APC变体的突变造成了蛋白S辅因子活性的损失，但APC-D36A/L38D/A39V在EC中的信号转导仍然与WT APC无异。

上述结果表明，通过基因突变使抗凝活性和细胞保护性信号转导活性分离是可能的，这与以前的研究结论一致[94, 124, 223-224]。这些APC变体可以作为研究APC信号转导分子特异性的工具。此外，缺乏抗凝活性的APC变体，如APC-D36A/L38D/A39V，很可能具有重要的治疗潜力。

8.1.2 APC的细胞保护性信号转导机制及其治疗潜力

APC介导的内皮细胞信号转导依赖于PAR1和EPCR，这一点在本研究和其他研究中都得到了证实[129, 164, 165, 167, 172, 198, 225, 307-310]。基本上，当与EPCR结合时，APC通过共同激活位于细胞膜凹陷内的EPCR和PAR1进行信号转导，导致Gi蛋白偶联到受体并随后激活Rac-1[216]。最终导致内皮细胞的抗炎和抗凋亡反应，这涉及多种相关信号介质的调节和其他细胞保护性通路的交叉激活（例如S1P-S1P$_1$）（见1.3.4节）。尽管PKC的参与在多种抗炎/凋亡通路中已被广泛报道，但此研究结果表明，APC对内皮细胞的保护作用不依赖于PKC的激活。有趣的是，一些证据支持APC可能通过抑制PKC活性来保护细胞的假设。这是因为，首先，APC的细胞内信号转导活性依赖于细胞膜凹陷处的caveolin-1蛋白的存在，而后者能够抑制PKC，特别是PKCα和PKCζ[50, 216, 430-431]。其次，APC通过刺激血管生成素-1的表达来保护内皮细胞屏障完整性[217]，而血管生成素-1通过下调PKCζ的激活来有效抑制凝血酶诱导的细胞间高通透性[386]。由于本研究中观察不到APC对PKCζ的激活，因此APC可能是通过抑制PKCζ来保护内皮细胞单层免受凝血酶等促炎刺激物的破坏。

APC的潜在治疗效果表现为在缺血性中风[173-174, 443]、败血症[444]、肺损伤和炎症[179, 445]以及神经炎症性疾病[179]等各种动物损伤模型系统中发挥有益作用。尽管有益，但在临床前和临床的研究都表明APC给药会增加治疗并发出血的风险。例如，在临床试验（PROWESS）中，虽然APC能降低严重脓毒症患者的死亡率6.1%，但这也伴随着显著升高的出血风险[443]。与人WT APC相比，人APC-3K3A变体保有正常的细胞保护活性，但其抗凝效果严重受损[222]。这种变体在内毒素血症小鼠模型中预防死亡及在缺血性中风模型中的神经保护性能与WT效果相当[303]。上述使用APC-3K3A的研究结果表明，在这些损伤模型中，APC的有益作用依赖于其抗炎性能，而APC的抗凝活性不是必需的。本研究中使用缺乏蛋白S辅因子活性的APC-D36A/L38D/A39V观察到的结果也支持这一观点。该变体被证明在信号转导活性方面与WT APC相当（第6章），但其抗凝活性严重减弱（第4章）。另外还观察到APC-D36A/L38D/A39V相比WT APC在减少与t-PA给药相关的小鼠颅内出血方面具有优势。因此，APC变体（如3K3A和D36A/L38D/A39V）在提供足够的细胞保护特性的同时能减少出血风险，在严重炎症性疾病（如脓毒症和中风）的治疗中具有显著的潜力。

8.1.3 靶向PKC的治疗前景

微血管通透性在血管炎症的病理生理条件下经常发生，可能促进各种疾病或病理过程的发展，如脓毒症、缺血性中风、创伤、动脉粥样硬化、血栓形成、糖尿病和肿瘤发生与转移[205]。本研究揭示了由凝血酶引起的PAR1介导的内皮细胞屏障破坏涉及PKCζ、Erk1/2和PKCβ1的顺序激活（第7章）。这些发现进一步增进了对凝血酶诱导的EC通透性增加的分子机制的理解。微血管屏障功能障碍是临床治疗各种疾病面临的重要问题。凝血酶和许多其他炎症介质（如VEGF和H_2O_2）通过共同的途径介导EC的高通透性，其中涉及PKCβ的激活[263, 275]。因此，作为一个常见的调节因子，经典PKC可能是一个通过位点特异性靶向的有效辅助治疗策略，可以用于治疗血管炎症损伤或疾病。值得注意的是，PKCβ抑制剂在糖尿病患者和动物中的应用已经明显改善了血管功能障碍[263, 273-274]。

8.2 总结与展望

本研究发现，APC和凝血酶介导的EC信号转导依赖于PAR1的激活，并且APC诱导的信号转导需要EPCR的结合。这种APC和凝血酶活性的差异分子特异性被认为是导致细胞不同响应的主要原因。本研究发现，这些不同的细胞效应还与不同的PKC亚型参与有关。虽然凝血酶引起的高通透性依赖于PKCζ、Erk1/2-MAPK和PKCβ1的激活，但APC引起的EC屏障保护不依赖于PKC的激活。此外，尽管Erk1/2-MAPK信号通路也被APC激活，但在EC屏障增强反应中，它似乎不是上游效应物。

本研究引出了几个值得进一步探索的问题：

（1）APC是否通过抑制PKCζ来抑制凝血酶诱导的高通透性？我们可以通过比较经过APC预处理的凝血酶处理的EC中PKCζ的激活来探索这个问题。

（2）APC诱导的EC保护性活动是否有PAR2的参与？PAR2的活化可以通过被切割的PAR1的限定配体引发。我们可以通过使用特异性针对其限定配体结合位点的PAR2拮抗剂来进行初步研究。

（3）APC介导的EC信号转导（例如Erk1/2-MAPK信号通路的激活）是否涉及其他AGC激酶（如PKG和MLCK）的激活？这个问题可以使用PKG或MLCK特异性抑制剂来解决。

（4）阻断PKCβ1能否改善与EC屏障高通透性相关的血管炎症？需要建立适当的动物模型来解决这个问题。

参考文献

[1] ADAMS R L, BIRD R J. Review article: Coagulation cascade and therapeutics update: relevance to nephrology. Part 1: Overview of coagulation, thrombophilias and history of anticoagulants[J]. Nephrology(Carlton), 2009, 14(5): 462-470.

[2] REININGER A J. Function of von Willebrand factor in haemostasis and thrombosis[J]. Haemophilia, 2008, 14(5): 11-26.

[3] CLEMETSON K J. Platelets and primary haemostasis[J]. Thrombosis research, 2012, 129(3): 220-224.

[4] LUNDBLAD R L, WHITE G C. The interaction of thrombin with blood platelets [J]. Platelets, 2005, 16(7): 373-385.

[5] DAVIE E W, FUJIKAWA K, KISIEL W. The coagulation cascade: initiation, maintenance, and regulation[J]. Biochemistry, 1991, 30(43): 10363-10370.

[6] ZHANG Y, WANG H. Integrin signalling and function in immune cells[J]. Immunology, 2012, 135(4): 268-275.

[7] LENTZ B R. Exposure of platelet membrane phosphatidylserine regulates blood coagulation[J]. Progress in lipid research, 2003, 42(5): 423-438.

[8] DAVIE E W, RATNOFF O D. Waterfall sequence for intrinsic blood clotting [J]. Science, 1964, 145(3638): 1310-1312.

[9] CAMERER E, KOLSTO A B, PRYDZ H. Cell biology of tissue factor, the principal initiator of blood coagulation[J]. Thrombosis research, 1996, 81(1): 1-41.

[10] MORRISSEY J H, MACIK B G, NEUENSCHWANDER P F, et al. Quantitation of activated factor VII levels in plasma using a tissue factor mutant selec-

tively deficient in promoting factor Ⅶ activation[J]. Blood,1993,81(3):734-744.

[11]　DAHLBACK B. Blood coagulation[J]. Lancet,2000,355(9215):1627-1632.

[12]　CRAWLEY J T,LANE D A. The haemostatic role of tissue factor pathway inhibitor[J]. Arteriosclerosis,thrombosis,and vascular biology,2008,28(2):233-242.

[13]　MANN K G,NESHEIM M E,CHURCH W R,et al. Surface-dependent reactions of the vitamin K-dependent enzyme complexes[J]. Blood,1990,76(1):1-16.

[14]　FURIE B,FURIE B C. The molecular basis of blood coagulation[J]. Cell,1988,53(4):505-518.

[15]　GIRARD T J,WARREN L A,NOVOTNY W F,et al. Functional significance of the Kunitz-type inhibitory domains of lipoprotein-associated coagulation inhibitor[J]. Nature,1989,338(6215):518-520.

[16]　MANN K G,BUTENAS S,BRUMMEL K. The dynamics of thrombin formation [J]. Arteriosclerosis,thrombosis,and vascular biology,2003,23(1):17-25.

[17]　QUINSEY N S,GREEDY A L,BOTTOMLEY S P,et al. Antithrombin:in control of coagulation[J]. The international journal of biochemistry & cell biology,2004,36(3):386-389.

[18]　NOVOTNY W F,BROWN S G,MILETICH J P,et al. Plasma antigen levels of the lipoprotein-associated coagulation inhibitor in patient samples [J]. Blood,1991,78(2):387-393.

[19]　OLSON S T,BJORK I,SHORE J D. Kinetic characterization of heparin-catalyzed and uncatalyzed inhibition of blood coagulation proteinases by antithrombin[J]. Methods enzymol,1993,222:525-559.

[20]　LINDAHL U,KJELLEN L. Heparin or heparan sulfate:what is the difference? [J]. Thrombosis and haemostasis,1991,66(1):44-48.

[21]　DAHLBACK B,VILLOUTREIX B O. The anticoagulant protein C pathway [J]. FEBS letters,2005,579(15):3310-3316.

[22]　PRATT C W,CHURCH F C. General features of the heparin-binding serpins

antithrombin, heparin cofactor II and protein C inhibitor[J]. Blood coagulation and fibrinolysis,1993,4(3):479-490.

[23] HEEB M J,GRUBER A,GRIFFIN J H. Identification of divalent metal ion-dependent inhibition of activated protein C by alpha 2-macroglobulin and alpha 2-antiplasmin in blood and comparisons to inhibition of factor Xa,thrombin,and plasmin[J]. Journal of biological chemistry,1991,266(26):17606-17612.

[24] RIJKEN D C,LIJNEN H R. New insights into the molecular mechanisms of the fibrinolytic system[J]. Journal of thrombosis and haemostasis,2009,7(1):4-13.

[25] BAJZAR L,MORSER J,NESHEIM M. TAFI,or plasma procarboxypeptidase B,couples the coagulation and fibrinolytic cascades through the thrombin-thrombomodulin complex[J]. Journal of biological chemistry,1996,271(28):16603-16608.

[26] MA L,DORLING A. The roles of thrombin and protease-activated receptors in inflammation[J]. Seminars in immunopathology,2012,34(1):63-72.

[27] SILLER-MATULA J M,SCHWAMEIS M,BLANN A,et al. Thrombin as a multi-functional enzyme focus on in vitro and in vivo effects[J]. Thrombosis and haemostasis,2011,106(6):1020-1033.

[28] COUGHLIN S R. Thrombin signalling and protease-activated receptors[J]. Nature,2000,407(6801):258-264.

[29] COUGHLIN S R. Protease-activated receptors in vascular biology[J]. Thrombosis and haemostasis,2001,86(1):298-307.

[30] DI CERA E. Thrombin as procoagulant and anticoagulant[J]. Journal of thrombosis and haemostasis,2007,5:196-202.

[31] CHANG J Y. Thrombin specificity. Requirement for apolar amino acids adjacent to the thrombin cleavage site of polypeptide substrate[J]. European journal of biochemistry,1985,151(2):217-224.

[32] BODE W. The structure of thrombin:a janus-headed proteinase[J]. Seminars in thrombosis and hemostasis,2006,32(Suppl 1):16-31.

[33] COUGHLIN S R. Protease-activated receptors in hemostasis, thrombosis and vascular biology[J]. Journal of thrombosis and haemostasis, 2005, 3(8): 1800-1814.

[34] WALKER R K, KRISHNASWAMY S. The activation of prothrombin by the prothrombinase complex. The contribution of the substrate-membrane interaction to catalysis[J]. Journal of biological chemistry, 1994, 269(44): 27441-27450.

[35] KRISHNASWAMY S, CHURCH W R, NESHEIM M E, et al. Activation of human prothrombin by human prothrombinase. Influence of factor Va on the reaction mechanism[J]. Journal of biological chemistry, 1987, 262(7): 3291-3299.

[36] BODE W. Structure and interaction modes of thrombin[J]. Blood cells, molecules, and diseases, 2006, 36(2): 122-130.

[37] CRAWLEY J T, ZANARDELLI S, CHION C K, et al. The central role of thrombin in hemostasis[J]. Journal of thrombosis and haemostasis, 2007, 5(Suppl 1): 95-101.

[38] BODE W, MAYR I, BAUMANN U, et al. The refined 1.9 crystal structure of human α-thrombin: interaction with D-Phe-Pro-Arg chloromethylketone and significance of the Tyr-Pro-Pro-Trp insertion segment[J]. The EMBO journal, 1989, 8(11): 3467-3475.

[39] RATNOFF O D. An accelerating property of plasma for the coagulation of fibrinogen by thrombin[J]. The journal of clinical investigation, 1954, 33(8): 1175-1182.

[40] WOLBERG A S, ALEMAN M M. Influence of cellular and plasma procoagulant activity on the fibrin network[J]. Thrombosis research, 2010, 125(Suppl 1): S35-S37.

[41] PONCE R A, VISICH J E, HEFFERNAN J K, et al. Preclinical safety and pharmacokinetics of recombinant human factor XIII[J]. Toxicologic pathology, 2005, 33(4): 495-506.

[42] SUZUKI H, SHIMA M, NOGAMI K, et al. Factor V C2 domain contains a ma-

jor thrombin-binding site responsible for thrombin-catalyzed factor V activation[J]. Journal of thrombosis and haemostasis, 2006, 4(6): 1354-1360.

[43] FRITSCH P, CVIRN G, CIMENTI C, et al. Thrombin generation in factor VIII-depleted neonatal plasma: nearly normal because of physiologically low anti-thrombin and tissue factor pathway inhibitor[J]. Journal of thrombosis and haemostasis, 2006, 4(5): 1071-1077.

[44] VON DEM BORNE P A, COX L M, BOUMA B N. Factor XI enhances fibrin generation and inhibits fibrinolysis in a coagulation model initiated by surface-coated tissue factor[J]. Blood coagulation and fibrinolysis, 2006, 17(4): 251-257.

[45] KAHN M L, NAKANISHI-MATSUI M, SHAPIRO M J, et al. Protease-activated receptors 1 and 4 mediate activation of human platelets by thrombin[J]. The journal of clinical investigation, 1999, 103(6): 879-887.

[46] MACFARLANE S R, SEATTER M J, KANKE T, et al. Proteinase-activated receptors[J]. Pharmacological reviews, 2001, 53(2): 245-282.

[47] STEINHOFF M, BUDDENKOTTE J, SHPACOVITCH V, et al. Proteinase-activated receptors: transducers of proteinase-mediated signaling in inflammation and immune response[J]. Endocrine reviews, 2005, 26(1): 1-43.

[48] VERRALL S, ISHII M, CHEN M, et al. The thrombin receptor second cytoplasmic loop confers coupling to Gq-like G proteins in chimeric receptors. Additional evidence for a common transmembrane signaling and G protein coupling mechanism in G protein-coupled receptors[J]. Journal of biological chemistry, 1997, 272(11): 6898-6902.

[49] CHEN J, ISHII M, WANG L, et al. Thrombin receptor activation. Confirmation of the intramolecular tethered liganding hypothesis and discovery of an alternative intermolecular liganding mode[J]. The journal of biological chemistry, 1994, 269(23): 16041-16045.

[50] BAE J S, YANG L, MANITHODY C, et al. The ligand occupancy of endothelial protein C receptor switches the protease-activated receptor 1-dependent signaling specificity of thrombin from a permeability-enhancing to a barrier-pro-

tective response in endothelial cells[J]. Blood,2007,110(12):3909-3916.

[51] O'BRIEN P J,PREVOST N,MOLINO M,et al. Thrombin responses in human endothelial cells. Contributions from receptors other than PAR1 include the transactivation of PAR2 by thrombin-cleaved PAR1[J]. Journal of biological chemistry,2000,275(18):13502-13509.

[52] MCLAUGHLIN J N,SHEN L,HOLINSTAT M,et al. Functional selectivity of G protein signaling by agonist peptides and thrombin for the protease-activated receptor-1[J]. Journal of biological chemistry,2005,280(26):25048-25059.

[53] SHI X,GANGADHARAN B,BRASS L F,et al. Protease-activated receptors (PAR1 and PAR2) contribute to tumor cell motility and metastasis[J]. Molecular cancer research,2004,2(7):395-402.

[54] JENNINGS L K. Mechanisms of platelet activation:need for new strategies to protect against platelet-mediated atherothrombosis[J]. Thrombosis and haemostasis,2009,102(2):248-257.

[55] VU T K,HUNG D T,WHEATON V I,et al. Molecular cloning of a functional thrombin receptor reveals a novel proteolytic mechanism of receptor activation [J]. Cell,1991,64(6):1057-1068.

[56] ISHII K,GERSZTEN R,ZHENG Y W,et al. Determinants of thrombin receptor cleavage. Receptor domains involved,specificity,and role of the P3 aspartate[J]. Journal of biological chemistry,1995,270(27):16435-16440.

[57] VU T K,WHEATON V I,HUNG D T,et al. Domains specifying thrombin-receptor interaction[J]. Nature,1991,353(6345):674-677.

[58] LIU L W,VU T K,ESMON C T,et al. The region of the thrombin receptor resembling hirudin binds to thrombin and alters enzyme specificity[J]. Journal of biological chemistry,1991,266(26):16977-16980.

[59] LOVA P,CANOBBIO I,GUIDETTI G F,et al. Thrombin induces platelet activation in the absence of functional protease activated receptors 1 and 4 and glycoprotein Ib-IX-V[J]. Cellular signalling,2010,22(11):1681-1687.

[60] RUGGERI Z M,ZARPELLON A,ROBERTS J R,et al. Unravelling the mech-

anism and significance of thrombin binding to platelet glycoprotein Ib [J].
Thrombosis and haemostasis, 2010, 104(5):894-902.

[61] JOHNSON K, CHOI Y, DEGROOT E, et al. Potential mechanisms for a proin-
flammatory vascular cytokine response to coagulation activation[J]. Journal of
immunology, 1998, 160(10):5130-5135.

[62] COLOTTA F, SCIACCA F L, SIRONI M, et al. Expression of monocyte chemo-
tactic protein-1 by monocytes and endothelial cells exposed to thrombin[J].
The American journal of pathology, 1994, 144(5):975-985.

[63] KRANZHOFER R, CLINTON S K, ISHII K, et al. Thrombin potently stimu-
lates cytokine production in human vascular smooth muscle cells but not in
mononuclear phagocytes[J]. Circulation research, 1996, 79(2):286-294.

[64] KAPLANSKI G, FABRIGOULE M, BOULAY V, et al. Thrombin induces en-
dothelial type II activation in vitro: IL-1 and TNF-alpha-independent IL-8 se-
cretion and E-selectin expression[J]. Journal of immunology, 1997, 158(11):
5435-5441.

[65] SUGAMA Y, TIRUPPATHI C, OFFAKIDEVI K, et al. Thrombin-induced ex-
pression of endothelial P-selectin and intercellular adhesion molecule-1: a
mechanism for stabilizing neutrophil adhesion [J]. Journal of cell biology,
1992, 119(4):935-44.

[66] SPRINGER T A. Traffic signals for lymphocyte recirculation and leukocyte
emigration: the multistep paradigm[J]. Cell, 1994, 76(2):301-314.

[67] KAPLANSKI G, MARIN V, FABRIGOULE M, et al. Thrombin-activated hu-
man endothelial cells support monocyte adhesion in vitro following expression
of intercellular adhesion molecule-1(ICAM-1; CD54) and vascular cell adhe-
sion molecule-1(VCAM-1; CD106)[J]. Blood, 1998, 92(4):1259-1267.

[68] VAN OBBERGHEN-SCHILLING E, VOURET-CRAVIARI V, CHEN Y H, et
al. Thrombin and its receptor in growth control[J]. Annals of the New York
academy of sciences, 1995, 766(1):431-441.

[69] OLIVOT J M, ESTEBANELL E, LAFAY M, et al. Thrombomodulin prolongs
thrombin-induced extracellular signal-regulated kinase phosphorylation and

nuclear retention in endothelial cells[J]. Circulation research, 2001, 88(7): 681-687.

[70] PEARSON G, ROBINSON F, BEERS GIBSON T, et al. Mitogen-activated protein(MAP) kinase pathways: regulation and physiological functions[J]. Endocrine reviews, 2001, 22(2):153-183.

[71] BRUNET A, ROUX D, LENORMAND P, et al. Nuclear translocation of p42/p44 mitogen-activated protein kinase is required for growth factor-induced gene expression and cell cycle entry[J]. EMBO journal, 1999, 18(3): 664-674.

[72] PETAJA J. Inflammation and coagulation. An overview[J]. Thrombosis research, 2011, 127(Suppl 2): S34-S37.

[73] KOMAROVA Y A, MEHTA D, MALIK A B. Dual regulation of endothelial junctional permeability[J]. Science's STKE, 2007, 2007(412):re8.

[74] MCVERRY B J, GARCIA J G. Endothelial cell barrier regulation by sphingosine 1-phosphate[J]. Journal of cellular biochemistry, 2004, 92(6): 1075-1085.

[75] SINGLETON P A, MORENO-VINASCO L, SAMMANI S, et al. Attenuation of vascular permeability by methylnaltrexone: role of mOP-R and S1P3 transactivation[J]. American journal of respiratory cell and molecular biology, 2007, 37(2):222-231.

[76] VAN DER POLL T, LEVI M. Crosstalk between Inflammation and Coagulation: The Lessons of Sepsis[J]. Current vascular pharmacology, 2012, 10(5): 632-638.

[77] ROSEN H, GONZALEZ-CABRERA P J, SANNA M G, et al. Sphingosine 1-phosphate receptor signaling[J]. Annual review of biochemistry, 2009, 78: 743-768.

[78] GORSHKOVA I, HE D, BERDYSHEV E, et al. Protein kinase C-epsilon regulates sphingosine 1-phosphate-mediated migration of human lung endothelial cells through activation of phospholipase D2, protein kinase C-zeta, and Rac1[J]. Journal of biological chemistry, 2008, 283(17):11794-11806.

[79] JIN Z Q,ZHOU H Z,ZHU P,et al. Cardioprotection mediated by sphingosine-1-phosphate and ganglioside GM-1 in wild-type and PKC epsilon knockout mouse hearts[J]. American journal of physiology- heart and circulatory physiology,2002,282(6):H1970- H1977.

[80] SINGLETON P A,DUDEK S M,CHIANG E T,et al. Regulation of sphingosine 1-phosphate-induced endothelial cytoskeletal rearrangement and barrier enhancement by S1P1 receptor, PI3 kinase, Tiam1/Rac1, and alpha-actinin [J]. The FASEB journal,2005,19(12):1646-1656.

[81] STENFLO J. A new vitamin K-dependent protein. Purification from bovine plasma and preliminary characterization[J]. The journal of biological chemistry,1976,251(2):355-363.

[82] CASTELLINO F J,PLOPLIS V A. The protein C pathway and pathologic processes[J]. Journal of thrombosis and haemostasis, 2009, 7(Suppl 1) : 140-145.

[83] ESMON C T. The protein C pathway[J]. Chest,2003,124(Suppl 3):26S-32S.

[84] YAMAMOTO K,LOSKUTOFF D J. Extrahepatic expression and regulation of protein C in the mouse[J]. The American journal of pathology,1998,153(2): 547-555.

[85] ZHANG L,CASTELLINO F J. A gamma-carboxyglutamic acid(gamma) variant(gamma 6D,gamma 7D) of human activated protein C displays greatly reduced activity as an anticoagulant[J]. Biochemistry, 1990, 29(48) : 10828-10834.

[86] FOSTER D,DAVIE E W. Characterization of a cDNA coding for human protein C [J]. Proceedings of the national academy of sciences of the United States of America,1984,81(15):4766-4770.

[87] MILETICH J P,BROZE Jr G J. Beta protein C is not glycosylated at asparagine 329. The rate of translation may influence the frequency of usage at asparagine-X-cysteine sites[J]. Journal of biological chemistry,1990,265(19): 11397-11404.

[88] PERERA L,FOLEY C,DARDEN T A,et al. Modeling zymogen protein C[J].

Biophysical journal,2000,79(6):2925-2943.

[89] STENFLO J,FERNLUND P,EGAN W,et al. Vitamin K dependent modifications of glutamic acid residues in prothrombin[J]. Proceedings of the national academy of sciences of the United States of America, 1974, 71(7): 2730-2733.

[90] BECKMANN R J,SCHMIDT R J,SANTERRE R F,et al. The structure and evolution of a 461 amino acid human protein C precursor and its messenger RNA, based upon the DNA sequence of cloned human liver cDNAs[J]. Nucleic acids research,1985,13(14):5233-5247.

[91] SUNNERHAGEN M,DRAKENBERG T,FORSEN S,et al. Effect of Ca^{2+} on the structure of vitamin K-dependent coagulation factors[J]. Haemostasis, 1996,26(Suppl 1):45-53.

[92] CASTELLINO F J. Human protein C and activated protein C Components of the human anticoagulation system[J]. Trends in cardiovascular medicine, 1995,5(2):55-62.

[93] PRESTON R J,VILLEGAS-MENDEZ A,SUN Y H,et al. Selective modulation of protein C affinity for EPCR and phospholipids by Gla domain mutation [J]. FEBS journal,2005,272(1):97-108.

[94] HARMON S,PRESTON R J,NI AINLE F,et al. Dissociation of activated protein C functions by elimination of protein S cofactor enhancement[J]. Journal of biological chemistry,2008,283(45):30531-30539.

[95] COLPITTS T L,CASTELLINO F J. Calcium and phospholipid binding properties of synthetic gamma-carboxyglutamic acid-containing peptides with sequence counterparts in human protein C[J]. Biochemistry, 1994, 33(12): 3501-3508.

[96] CHRISTIANSEN W T,GENG J P,CASTELLINO F J. Structure-function assessment of the role of the helical stack domain in the properties of human recombinant protein C and activated protein C[J]. Biochemistry,1995,34(25): 8082-8090.

[97] OHLIN A K,LANDES G,BOURDON P,et al. Beta-hydroxyaspartic acid in

the first epidermal growth factor-like domain of protein C. Its role in Ca^{2+} binding and biological activity [J]. Journal of biological chemistry, 1988, 263 (35):19240-19248.

[98] MEDVED L V, ORTHNER C L, LUBON H, et al. Thermal stability and domain-domain interactions in natural and recombinant protein C[J]. Journal of biological chemistry, 1995, 270(23):13652-13659.

[99] HOGG P J, OHLIN A K, STENFLO J. Identification of structural domains in protein C involved in its interaction with thrombin-thrombomodulin on the surface of endothelial cells[J]. Journal of biological chemistry, 1992, 267(2): 703-706.

[100] GRINNELL B W, WALLS J D, GERLITZ B. Glycosylation of human protein C affects its secretion, processing, functional activities, and activation by thrombin[J]. Journal of biological chemistry, 1991, 266(15):9778-9785.

[101] REZAIE A R, ESMON C T. The function of calcium in protein C activation by thrombin and the thrombin - thrombomodulin complex can be distinguished by mutational analysis of protein C derivatives[J]. Journal of biological chemistry, 1992, 267(36):26104-26109.

[102] GALE A J, TSAVALER A, GRIFFIN J H. Molecular characterization of an extended binding site for coagulation factor Va in the positive exosite of activated protein C[J]. Journal of biological chemistry, 2002, 277(32):28836-28840.

[103] HE X, REZAIE A R. Identification and characterization of the sodium-binding site of activated protein C[J]. Journal of biological chemistry, 1999, 274 (8):4970-4976.

[104] GALE A J, HEEB M J, GRIFFIN J H. The autolysis loop of activated protein C interacts with factor Va and differentiates between the Arg506 and Arg306 cleavage sites[J]. Blood, 2000, 96(2):585-593.

[105] FRIEDRICH U, NICOLAES G A, VILLOUTREIX B O, et al. Secondary substrate-binding exosite in the serine protease domain of activated protein C important for cleavage at Arg-506 but not at Arg-306 in factor Va[J]. Journal

of biological chemistry, 2001, 276(25): 23105-23108.

[106]   REZAIE A R. Exosite-dependent regulation of the protein C anticoagulant pathway[J]. Trends in cardiovascular medicine, 2003, 13(1): 8-15.

[107]   CRAMER T J, GALE A J. Function of the activated protein C(APC) autolysis loop in activated F Ⅷ inactivation [J]. British journal of haematology, 2011, 153(5): 644-654.

[108]   KNOBE K E, BERNTSDOTTER A, SHEN L, et al. Probing the activation of protein C by the thrombin-thrombomodulin complex using structural analysis, site-directed mutagenesis, and computer modeling[J]. Proteins, 1999, 35 (2): 218-234.

[109]   GALE A J, GRIFFIN J H. Characterization of a thrombomodulin binding site on protein C and its comparison to an activated protein C binding site for factor Va[J]. Proteins, 2004, 54(3): 433-441.

[110]   YANG L, BAE J S, MANITHODY C, et al. Identification of a specific exosite on activated protein C for interaction with protease-activated receptor 1[J]. Journal of biological chemistry, 2007, 282(35): 25493-25500.

[111]   NI AINLE F, O'DONNELL J S, JOHNSON J A, et al. Activated protein C N-linked glycans modulate cytoprotective signaling function on endothelial cells [J]. Journal of biological chemistry, 2011, 286(2): 1323-1330.

[112]   ESMON C T. The roles of protein C and thrombomodulin in the regulation of blood coagulation[J]. Journal of biological chemistry, 1989, 264(9): 4743-4746.

[113]   WEILER H. Multiple receptor-mediated functions of activated protein C[J]. Hamostaseologie, 2011, 31(3): 185-195.

[114]   ESMON C T, OWEN W G. Identification of an endothelial cell cofactor for thrombin-catalyzed activation of protein C [J]. Proceedings of the national academy of sciences of the United States of America, 1981, 78(4): 2249-2252.

[115]   OWEN W G, ESMON C T. Functional properties of an endothelial cell cofactor for thrombin-catalyzed activation of protein C [J]. Journal of biological

chemistry,1981,256(11):5532-5535.

[116] ESMON N L,OWEN W G,ESMON C T. Isolation of a membrane-bound co-factor for thrombin-catalyzed activation of protein C[J]. Journal of biological chemistry,1982,257(2):859-864.

[117] ESMON C T. Thrombomodulin as a model of molecular mechanisms that modulate protease specificity and function at the vessel surface [J]. The FASEB journal,1995,9(10):946-955.

[118] REZAIE A R,COOPER S T,CHURCH F C,et al. Protein C inhibitor is a potent inhibitor of the thrombin-thrombomodulin complex[J]. Journal of biological chemistry,1995,270(43):25336-25339.

[119] WEISEL J W,NAGASWAMI C,YOUNG T A,et al. The shape of thrombomodulin and interactions with thrombin as determined by electron microscopy[J]. Journal of biological chemistry,1996,271(49):31485-31490.

[120] TAYLOR F B,PEER G T,LOCKHART M S,et al. Endothelial cell protein C receptor plays an important role in protein C activation in vivo[J]. Blood, 2001,97(6):1685-1688.

[121] ESMON N L,DEBAULT L E,ESMON C T. Proteolytic formation and properties of gamma-carboxyglutamic acid-domainless protein C[J]. Journal of biological chemistry,1983,258(9):5548-5553.

[122] FUKUDOME K,ESMON C T. Identification,cloning,and regulation of a novel endothelial cell protein C/activated protein C receptor[J]. Journal of biological chemistry,1994,269(42):26486-26491.

[123] LASZIK Z,MITRO A,TAYLOR F B JR,et al. Human protein C receptor is present primarily on endothelium of large blood vessels:implications for the control of the protein C pathway[J]. Circulation,1997,96(10):3633-3640.

[124] PRESTON R J,AJZNER E,RAZZARI C,et al. Multifunctional specificity of the protein C/activated protein C Gla domain[J]. Journal of biological chemistry,2006,281(39):28850-28857.

[125] FUKUDOME K,KUROSAWA S,STEARNS-KUROSAWA D J,et al. The endothelial cell protein C receptor. Cell surface expression and direct ligand

binding by the soluble receptor[J]. Journal of biological chemistry, 1996, 271(29):17491-17498.

[126] STEARNS-KUROSAWA D J, KUROSAWA S, MOLLICA J S, et al. The endothelial cell protein C receptor augments protein C activation by the thrombin-thrombomodulin complex[J]. Proceedings of the national academy of sciences of the United States of America, 1996, 93(19):10212-10216.

[127] FUKUDOME K, YE X, TSUNEYOSHI N, et al. Activation mechanism of anticoagulant protein C in large blood vessels involving the endothelial cell protein C receptor[J]. Journal of experimental medicine, 1998, 187(7):1029-1035.

[128] BAE J S, YANG L, REZAIE A R. Receptors of the protein C activation and activated protein C signaling pathways are colocalized in lipid rafts of endothelial cells[J]. Proceedings of the national academy of sciences of the United States of America, 2007, 104(8):2867-2872.

[129] FEISTRITZER C, RIEWALD M. Endothelial barrier protection by activated protein C through PAR1-dependent sphingosine 1-phosphate receptor-1 crossactivation[J]. Blood, 2005, 105(8):3178-3184.

[130] BANGALORE N, DROHAN W N, ORTHNER C L. High affinity binding sites for activated protein C and protein C on cultured human umbilical vein endothelial cells. Independent of protein S and distinct from known ligands [J]. Thrombosis and haemostasis, 1994, 72(3):465-474.

[131] ZHENG X, LI W, SONG Y, et al. Non-hematopoietic EPCR regulates the coagulation and inflammatory responses during endotoxemia [J]. Journal of thrombosis and haemostasis, 2007, 5(7):1394-1400.

[132] OGANESYAN V, OGANESYAN N, TERZYAN S, et al. The crystal structure of the endothelial protein C receptor and a bound phospholipid[J]. Journal of biological chemistry, 2002, 277(28):24851-24854.

[133] GRUBER A, GRIFFIN J H. Direct detection of activated protein C in blood from human subjects[J]. Blood, 1992, 79(9):2340-2348.

[134] ESPANA F, GRUBER A, HEEB M J, et al. In vivo and in vitro complexes of

activated protein C with two inhibitors in baboons[J]. Blood,1991,77(8): 1754-1760.

[135] HEEB M J,GRIFFIN J H. Physiologic inhibition of human activated protein C by alpha 1-antitrypsin[J]. Journal of biological chemistry,1988,263(24): 11613-11616.

[136] SAKATA Y,LOSKUTOFF D J,GLADSON C L,et al. Mechanism of protein C-dependent clot lysis: role of plasminogen activator inhibitor[J]. Blood, 1986,68(6):1218-1223.

[137] CAMIRE R M,BOS M H. The molecular basis of factor Ⅴ and Ⅷ procofactor activation[J]. Journal of thrombosis and haemostasis,2009,7(12):1951-1961.

[138] NORSTROM E A,TRAN S,STEEN M,et al. Effects of factor Ⅹa and protein S on the individual activated protein C-mediated cleavages of coagulation factor Va[J]. Journal of biological chemistry,2006,281(42):31486-31494.

[139] STEEN M,DAHLBACK B. Thrombin-mediated proteolysis of factor Ⅴ resulting in gradual B-domain release and exposure of the factor Ⅹa-binding site[J]. Journal of biological chemistry,2002,277(41):38424-38430.

[140] NICOLAES G A,DAHLBACK B. Factor Ⅴ and thrombotic disease:description of a janus-faced protein[J]. Arteriosclerosis,thrombosis,and vascular biology,2002,22(4):530-538.

[141] TRAN S,NORSTROM E,DAHLBACK B. Effects of prothrombin on the individual activated protein C-mediated cleavages of coagulation factor Ⅴa[J]. Journal of biological chemistry,2008,283(11):6648-6655.

[142] CHAN W P,LEE C K,KWONG Y L,et al. A novel mutation of Arg306 of factor Ⅴ gene in Hong Kong Chinese[J]. Blood,1998,91(4):1135-1139.

[143] MANN K G,HOCKIN M F,BEGIN K J,et al. Activated protein C cleavage of factor Ⅴa leads to dissociation of the A2 domain[J]. Journal of biological chemistry,1997,272(33):20678-20683.

[144] GALE A J,CRAMER T J,ROZENSHTEYN D,et al. Detailed mechanisms

of the inactivation of factor Ⅷa by activated protein C in the presence of its cofactors, protein S and factor Ⅴ[J]. Journal of biological chemistry, 2008, 283(24):16355-16362.

[145] YUAN X J, GARCIA J G N, HALES C A, et al. Textbook of Pulmonary Vascular Disease[M]. New York:Springer, 2010.

[146] DISCIPIO R G, DAVIE E W. Characterization of protein S, a gamma-carboxyglutamic acid containing protein from bovine and human plasma[J]. Biochemistry, 1979, 18(5):899-904.

[147] ANDERSSON H M, ARANTES M J, CRAWLEY J T, et al. Activated protein C cofactor function of protein S:a critical role for Asp95 in the EGF1-like domain[J]. Blood, 2010, 115(23):4878-4885.

[148] AHNSTROM J, ANDERSSON H M, CANIS K, et al. Activated protein C cofactor function of protein S:a novel role for a gamma-carboxyglutamic acid residue[J]. Blood, 2011, 117(24):6685-6693.

[149] REZENDE S M, SIMMONDS R E, LANE D A. Coagulation, inflammation, and apoptosis:different roles for protein S and the protein S-C4b binding protein complex[J]. Blood, 2004, 103(4):1192-1201.

[150] MAURISSEN L F, THOMASSEN M C, NICOLAES G A, et al. Re-evaluation of the role of the protein S-C4b binding protein complex in activated protein C-catalyzed factor Ⅴa-inactivation[J]. Blood, 2008, 111(6):3034-3041.

[151] NORSTROM E A, STEEN M, TRAN S, et al. Importance of protein S and phospholipid for activated protein C-mediated cleavages in factor Ⅴa[J]. Journal of biological chemistry, 2003, 278(27):24904-24911.

[152] YEGNESWARAN S, WOOD G M, ESMON C T, et al. Protein S alters the active site location of activated protein C above the membrane surface. A fluorescence resonance energy transfer study of topography[J]. Journal of biological chemistry, 1997, 272(40):25013-25021.

[153] WALKER F J. Regulation of activated protein C by protein S. The role of phospholipid in factor Ⅴa inactivation[J]. Journal of biological chemistry, 1981, 256(21):11128-11131.

[154] SALLER F, KAABACHE T, AIACH M, et al. The protein S thrombin-sensitive region modulates phospholipid binding and the gamma-carboxyglutamic acid-rich(Gla) domain conformation in a non-specific manner[J]. Journal of thrombosis and haemostasis, 2006, 4(3): 704-706.

[155] SUN Y H, SHEN L, DAHLBACK B. Gla domain-mutated human protein C exhibiting enhanced anticoagulant activity and increased phospholipid binding[J]. Blood, 2003, 101(6): 2277-2284.

[156] HEEB M J, KOJIMA Y, HACKENG T M, et al. Binding sites for blood coagulation factor X a and protein S involving residues 493-506 in factor V a[J]. Protein science, 1996, 5(9): 1883-1889.

[157] JALBERT L R, ROSEN E D, MOONS L, et al. Inactivation of the gene for anticoagulant protein C causes lethal perinatal consumptive coagulopathy in mice[J]. The journal of clinical investigation, 1998, 102(8): 1481-1488.

[158] ISERMANN B, HENDRICKSON S B, ZOGG M, et al. Endothelium-specific loss of murine thrombomodulin disrupts the protein C anticoagulant pathway and causes juvenile-onset thrombosis[J]. The journal of clinical investigation, 2001, 108(4): 537-546.

[159] COMP P C, ESMON C T. Recurrent venous thromboembolism in patients with a partial deficiency of protein S[J]. The New England journal of medicine, 1984, 311(24): 1525-1528.

[160] LIU D, CHENG T, GUO H, et al. Tissue plasminogen activator neurovascular toxicity is controlled by activated protein C[J]. Nature medicine, 2004, 10(12): 1379-1383.

[161] ESMON C T. Interactions between the innate immune and blood coagulation systems[J]. Trends in immunology, 2004, 25(10): 536-542.

[162] RIEWALD M, RUF W. Science review: role of coagulation protease cascades in sepsis[J]. Critical care, 2003, 7(2): 123-129.

[163] JOYCE D E, GELBERT L, CIACCIA A, et al. Gene expression profile of antithrombotic protein c defines new mechanisms modulating inflammation and apoptosis[J]. Journal of biological chemistry, 2001, 276(14): 11199-11203.

[164] RIEWALD M,PETROVAN R J,DONNER A,et al. Activation of endothelial cell protease activated receptor 1 by the protein C pathway[J]. Science, 2002,296(5574):1880-1882.

[165] CHENG T,LIU D,GRIFFIN J H,et al. Activated protein C blocks p53-mediated apoptosis in ischemic human brain endothelium and is neuroprotective [J]. Nature medicine,2003,9(3):338-342.

[166] DOMOTOR E,BENZAKOUR O,GRIFFIN J H,et al. Activated protein C alters cytosolic calcium flux in human brain endothelium via binding to endothelial protein C receptor and activation of protease activated receptor-1[J]. Blood,2003,101(12):4797-4801.

[167] MOSNIER L O,GRIFFIN J H. Inhibition of staurosporine-induced apoptosis of endothelial cells by activated protein C requires protease-activated receptor-1 and endothelial cell protein C receptor[J]. Biochemical journal,2003, 373(1):65-70.

[168] GUO H,LIU D,GELBARD H,et al. Activated protein C prevents neuronal apoptosis via protease activated receptors 1 and 3[J]. Neuron,2004,41(4): 563-572.

[169] FINIGAN J H,DUDEK S M,SINGLETON P A,et al. Activated protein C mediates novel lung endothelial barrier enhancement:role of sphingosine 1-phosphate receptor transactivation[J]. Journal of biological chemistry,2005, 280(17):17286-17293.

[170] MADHUSUDHAN T,WANG H,STRAUB B K,et al. Cytoprotective signaling by activated protein C requires protease-activated receptor-3 in podocytes [J]. Blood,2012,119(3):874-883.

[171] SCHUEPBACH R A,FEISTRITZER C,FERNANDEZ J A,et al. Protection of vascular barrier integrity by activated protein C in murine models depends on protease-activated receptor-1[J]. Thrombosis and haemostasis,2009,101 (4):724-733.

[172] XUE M,CAMPBELL D,SAMBROOK P N,et al. Endothelial protein C receptor and protease-activated receptor-1 mediate induction of a wound-heal-

ing phenotype in human keratinocytes by activated protein C[J]. Journal of investigative dermatology,2005,125(6):1279-1285.

[173] FERNANDEZ J A,XU X,LIU D,et al. Recombinant murine-activated protein C is neuroprotective in a murine ischemic stroke model[J]. Blood cells, molecules,and diseases,2003,30(3):271-276.

[174] SHIBATA M,KUMAR S R,AMAR A,et al. Anti-inflammatory,antithrombotic,and neuroprotective effects of activated protein C in a murine model of focal ischemic stroke[J]. Circulation,2001,103(13):1799-1805.

[175] RIEWALD M,SCHUEPBACH R A. Protective signaling pathways of activated protein C in endothelial cells[J]. Arteriosclerosis,thrombosis,and vascular biology,2008,28(1):1-3.

[176] FRANSCINI N,BACHLI E B,BLAU N,et al. Gene expression profiling of inflamed human endothelial cells and influence of activated protein C [J]. Circulation,2004,110(18):2903-2909.

[177] YUKSEL M,OKAJIMA K,UCHIBA M,et al. Activated protein C inhibits lipopolysaccharide-induced tumor necrosis factor-alpha production by inhibiting activation of both nuclear factor-kappa B and activator protein-1 in human monocytes[J]. Thrombosis and haemostasis,2002,88(2):267-273.

[178] WHITE B,SCHMIDT M,MURPHY C,et al. Activated protein C inhibits lipopolysaccharide-induced nuclear translocation of nuclear factor κB(NF-κB) and tumour necrosis factor α(TNF-α) production in the THP-1 monocytic cell line[J]. British journal of haematology,2000,110(1):130-134.

[179] HAN M H,HWANG S I,ROY D B,et al. Proteomic analysis of active multiple sclerosis lesions reveals therapeutic targets [J]. Nature, 2008, 451 (7182):1076-1081.

[180] NICK J A,COLDREN C D,GERACI M W,et al. Recombinant human activated protein C reduces human endotoxin-induced pulmonary inflammation via inhibition of neutrophil chemotaxis [J]. Blood, 2004, 104(13): 3878-3885.

[181] SHU F,KOBAYASHI H,FUKUDOME K,et al. Activated protein C sup-

presses tissue factor expression on U937 cells in the endothelial protein C receptor-dependent manner[J]. FEBS letters, 2000, 477(3): 208-212.

[182] STEPHENSON D A, TOLTL L J, BEAUDIN S, et al. Modulation of monocyte function by activated protein C, a natural anticoagulant[J]. Journal of immunology, 2006, 177(4): 2115-2122.

[183] YANG X V, BANERJEE Y, FERNANDEZ J A, et al. Activated protein C ligation of ApoER2(LRP8) causes Dab1-dependent signaling in U937 cells [J]. Proceedings of the national academy of sciences of the United States of America, 2009, 106(1): 274-279.

[184] CAO C, GAO Y, LI Y, et al. The efficacy of activated protein C in murine endotoxemia is dependent on integrin CD11b[J]. Journal of clinical investigation, 2010, 120(6): 1971-1980.

[185] ELPHICK G F, SARANGI P P, HYUN Y M, et al. Recombinant human activated protein C inhibits integrin-mediated neutrophil migration[J]. Blood, 2009, 113(17): 4078-4085.

[186] KUROSAWA S, ESMON C T, STEARNS-KUROSAWA D J. The soluble endothelial protein C receptor binds to activated neutrophils: involvement of proteinase-3 and CD11b/CD18[J]. Journal of immunology, 2000, 165(8): 4697-4703.

[187] JOYCE D E, GRINNELL B W. Recombinant human activated protein C attenuates the inflammatory response in endothelium and monocytes by modulating nuclear factor-κB[J]. Critical care medicine, 2002, 30(Suppl 5): S288-S293.

[188] BRUECKMANN M, NAHRUP A S, LANG S, et al. Recombinant human activated protein C upregulates the release of soluble fractalkine from human endothelial cells[J]. British journal of haematology, 2006, 133(5): 550-557.

[189] NEYRINCK A P, LIU K D, HOWARD J P, et al. Protective mechanisms of activated protein C in severe inflammatory disorders[J]. British journal of pharmacology, 2009, 158(4): 1034-1047.

[190] MOSNIER L O, ZLOKOVIC B V, GRIFFIN J H. The cytoprotective protein

C pathway[J]. Blood,2007,109(8):3161-3172.

[191] HOFFMANN J N,VOLLMAR B,LASCHKE M W,et al. Microhemodynamic and cellular mechanisms of activated protein C action during endotoxemia [J]. Critical care medicine,2004,32(4):1011-1017.

[192] GRINNELL B W,HERMANN R B,YAN S B. Human protein C inhibits selectin-mediated cell adhesion:role of unique fucosylated oligosaccharide[J]. Glycobiology,1994,4(2):221-215.

[193] IBA T,KIDOKORO A,FUKUNAGA M,et al. Activated protein C improves the visceral microcirculation by attenuating the leukocyte-endothelial interaction in a rat lipopolysaccharide model[J]. Critical care medicine,2005,33 (2):368-372.

[194] ELMORE S. Apoptosis:a review of programmed cell death[J]. Toxicologic pathology,2007,35(4):495-516.

[195] BOATRIGHT K M,SALVESEN G S. Mechanisms of caspase activation[J]. Current opinion in cell biology,2003,15(6):725-731.

[196] REED J C. Proapoptotic multidomain Bcl-2/Bax-family proteins:mechanisms,physiological roles,and therapeutic opportunities[J]. Cell death and differentiation,2006,13(8):1378-1386.

[197] PEREZ-CASAL M,DOWNEY C,CUTILLAS-MORENO B,et al. Microparticle-associated endothelial protein C receptor and the induction of cytoprotective and anti-inflammatory effects[J]. Haematologica,2009,94(3):387-394.

[198] UCHIBA M,OKAJIMA K,OIKE Y,et al. Activated protein C induces endothelial cell proliferation by mitogen-activated protein kinase activation in vitro and angiogenesis in vivo[J]. Circulation research,2004,95(1):34-41.

[199] O'BRIEN L A,RICHARDSON M A,MEHRBOD S F,et al. Activated protein C decreases tumor necrosis factor related apoptosis-inducing ligand by an EPCR-independent mechanism involving Egr-1/Erk-1/2 activation[J]. Arteriosclerosis,thrombosis and vascular biology,2007,27(12):2634-2641.

[200] GUITTON C,COTTEREAU A,GERARD N,et al. Protective cross talk between activated protein C and TNF signaling in vascular endothelial cells:

implication of EPCR, noncanonical NF - kappaB, and ERK1/2 MAP kinases [J]. AJP cell physiology, 2011, 300(4): C833-C842.

[201] SARANGI P P, LEE H W, KIM M. Activated protein C action in inflammation[J]. British journal of haematology, 2010, 148(6): 817-833.

[202] BALDWIN A L, THURSTON G. Mechanics of endothelial cell architecture and vascular permeability[J]. Critical reviews™ in biomedical engineering, 2001, 29(2): 247-278.

[203] VAN HINSBERGH V W, VAN NIEUW AMERONGEN G P. Intracellular signalling involved in modulating human endothelial barrier function [J]. Journal of anatomy, 2002, 200(6): 549-560.

[204] BECKERS C M, VAN HINSBERGH V W, VAN NIEUW AMERONGEN G P. Driving Rho GTPase activity in endothelial cells regulates barrier integrity [J]. Thrombosis and haemostasis, 2010, 103(1): 40-55.

[205] YUAN S Y, RIGOR R R. Regulation of Endothelial Barrier Function [M]. Williston: Morgan & Claypool, 2010.

[206] MONAGHAN-BENSON E, BURRIDGE K. The regulation of vascular endothelial growth factor - induced microvascular permeability requires Rac and reactive oxygen species[J]. Journal of biological chemistry, 2009, 284(38): 25602-25611.

[207] LAMPUGNANI M G, ZANETTI A, BREVIARIO F, et al. VE-cadherin regulates endothelial actin activating Rac and increasing membrane association of Tiam[J]. Molecular biology of the cell, 2002, 13(4): 1175-1189.

[208] WILDENBERG G A, DOHN M R, CARNAHAN R H, et al. p120-catenin and p190RhoGAP regulate cell-cell adhesion by coordinating antagonism between Rac and Rho[J]. Cell, 2006, 127(5): 1027-1039.

[209] ADAMSON R H, LIU B, FRY G N, et al. Microvascular permeability and number of tight junctions are modulated by cAMP[J]. American journal of physiology, 1998, 274(6): H1885-H1894.

[210] KUEBLER W M. The Janus-faced regulation of endothelial permeability by cyclic GMP[J]. American journal of physiology: lung cellular and molecular

physiology,2011,301(2):L157-L160.

[211] KOUKLIS P,KONSTANTOULAKI M,VOGEL S,et al. Cdc42 regulates the restoration of endothelial barrier function[J]. Circulation research,2004,94 (2):159-166.

[212] ETIENNE-MANNEVILLE S,HALL A. Rho GTPases in cell biology[J]. Nature,2002,420(6916):629-635.

[213] RUSSO A,SOH U J,PAING M M,et al. Caveolae are required for protease-selective signaling by protease-activated receptor-1[J]. Proceedings of the national academy of sciences of the United States of America,2009,106 (15):6393-6397.

[214] BAE J S,REZAIE A R. Protease activated receptor 1(PAR-1) activation by thrombin is protective in human pulmonary artery endothelial cells if endothelial protein C receptor is occupied by its natural ligand[J]. Thrombosis and haemostasis,2008,100(1):101-109.

[215] BAE J S,REZAIE A R. Thrombin inhibits nuclear factor kappaB and RhoA pathways in cytokine-stimulated vascular endothelial cells when EPCR is occupied by protein C[J]. Thrombosis and haemostasis,2009,101(3):513-520.

[216] MINHAS N,XUE M,FUKUDOME K,et al. Activated protein C utilizes the angiopoietin/Tie2 axis to promote endothelial barrier function[J]. FASEB journal,24(3):873-881.

[217] QUEST A F,LEYTON L,PARRAGA M. Caveolins,caveolae,and lipid rafts in cellular transport,signaling,and disease[J]. Biochemistry and cell biology,2004,82(1):129-144.

[218] SWIFT S,XU J,TRIVEDI V,et al. A novel protease-activated receptor-1 interactor,Bicaudal D1,regulates G protein signaling and internalization[J]. Journal of biological chemistry,2010,285(15):11402-11410.

[219] SCHUEPBACH R A,FEISTRITZER C,BRASS L F,et al. Activated protein C-cleaved protease activated receptor-1 is retained on the endothelial cell surface even in the presence of thrombin[J]. Blood,2008,111(5):2667-

2673.

[220] REZAIE A R. Regulation of the protein C anticoagulant and antiinflammatory pathways[J]. Current medicinal chemistry, 2010, 17(19): 2059-2069.

[221] MCLAUGHLIN J N, PATTERSON M M, MALIK A B. Protease-activated receptor-3(PAR3) regulates PAR1 signaling by receptor dimerization[J]. Proceedings of the national academy of sciences of the United States of America, 2007, 104(13): 5662-5667.

[222] MOSNIER L O, GALE A J, YEGNESWARAN S, et al. Activated protein C variants with normal cytoprotective but reduced anticoagulant activity[J]. Blood, 2004, 104(6): 1740-1744.

[223] BAE J S, YANG L, MANITHODY C, et al. Engineering a disulfide bond to stabilize the calcium-binding loop of activated protein C eliminates its anticoagulant but not its protective signaling properties[J]. Journal of biological chemistry, 2007, 282(12): 9251-9259.

[224] KURATA T, HAYASHI T, YOSHIKAWA T, et al. Activated protein C stimulates osteoblast proliferation via endothelial protein C receptor[J]. Thrombosis research, 2010, 125(2): 184-191.

[225] MEDZHITOV R. Origin and physiological roles of inflammation[J]. Nature, 2008, 454(7203): 428-435.

[226] SERHAN C N, SAVILL J. Resolution of inflammation: the beginning programs the end[J]. Nature immunology, 2005, 6(12): 1191-1197.

[227] KANG J Y, LEE J O. Structural biology of the Toll-like receptor family[J]. Annual review of biochemistry, 2011, 80(1): 917-941.

[228] ZHANG D K, ZHANG G L, HAYDEN M S, et al. A toll-like receptor that prevents infection by uropathogenic bacteria[J]. Science, 2004, 303(5663): 1522-1526.

[229] MANTOVANI A, BUSSOLINO F, DEJANA E. Cytokine regulation of endothelial cell function[J]. FASEB journal, 1992, 6(8): 2591-2599.

[230] POBER J S, SESSA W C. Evolving functions of endothelial cells in inflammation[J]. Nature reviews immunology, 2007, 7(10): 803-815.

［231］ LENTSCH A B,WARD P A. Activation and regulation of NF kappaB during acute inflammation［J］. Clinical chemistry and laboratory medicine,1999,37 (3):205-208.

［232］ VAN DER POLL T,LEVI M,HACK C E,et al. Elimination of interleukin 6 attenuates coagulation activation in experimental endotoxemia in chimpan-zees［J］. Journal of experimental medicine,1994,179(4):1253-1259.

［233］ SHEBUSKI R J,KILGORE K S. Role of inflammatory mediators in thrombo-genesis ［J］. The Journal of pharmacology and experimental therapeutics, 2002,300(3):729-735.

［234］ LEVI M,VAN DER POLL T. Inflammation and coagulation［J］. Critical care medicine,2010,38(Suppl 2):S26-S34.

［235］ ESMON C T. Role of coagulation inhibitors in inflammation［J］. Thrombosis and haemostasis,2001,86(1):51-56.

［236］ FAUST S N,LEVIN M,HARRISON O B,et al. Dysfunction of endothelial protein C activation in severe meningococcal sepsis ［J］. The New England journal of medicine,2001,345(6):408-416.

［237］ NAWROTH P P,STERN D M. Modulation of endothelial cell hemostatic properties by tumor necrosis factor ［J］. Journal of experimental medicine, 1986,163(3):740-745.

［238］ GARCIA DE FRUTOS P,ALIM R I,HARDIG Y,et al. Differential regula-tion of alpha and beta chains of C4b-binding protein during acute-phase re-sponse resulting in stable plasma levels of free anticoagulant protein S［J］. Blood,1994,84(3):815-822.

［239］ TAYLOR F B,STEARNS-KUROSAWA D J,KUROSAWA S,et al. The en-dothelial cell protein C receptor aids in host defense against Escherichia coli sepsis［J］. Blood,2000,95(5):1680-1686.

［240］ VAN DER POLL T,LEVI M,BULLER H R,et al. Fibrinolytic response to tumor necrosis factor in healthy subjects ［J］. Journal of experimental medi-cine,1991,174(3):729-732.

［241］ VAN DER POLL T,DE JONGE E,LEVI M. Regulatory role of cytokines in disseminated intravascular coagulation[J]. Seminars in thrombosis and he-mostasis,2001,27(6):639-651.

[242] DEMPSEY E C,NEWTON A C,MOCHLY-ROSEN D,et al. Protein kinase C isozymes and the regulation of diverse cell responses[J]. American jour-nal of physiology:lung cellular and molecular physiology,2000,279(3):L429-L438.

[243] NEWTON A C. Protein kinase C:structure,function,and regulation[J]. Journal of biological chemistry,1995,270(48):28495-28498.

[244] NEWTON A C. Regulation of the ABC kinases by phosphorylation:protein kinase C as a paradigm[J]. Biochemical journal,2003,370(2):361-371.

[245] HOUSE C,KEMP B E. Protein kinase C contains a pseudosubstrate proto-tope in its regulatory domain[J]. Science,1987,238(4834):1726-1728.

[246] NEWTON A C. Protein kinase C:poised to signal[J]. American journal of physiology. Endocrinology and metabolism,2010,298(3):E395-E402.

[247] STEINBERG S F. Structural basis of protein kinase C isoform function[J]. Physiological reviews,2008,88(4):1341-1378.

[248] WALKER J M,SANDO J J. Activation of protein kinase C by short chain phosphatidylcholines[J]. Journal of biological chemistry,1988,263(10):4537-4540.

[249] ORR J W,NEWTON A C. Intrapeptide regulation of protein kinase C[J]. Journal of biological chemistry,1994,269(11):8383-8387.

[250] TAKAI Y,KISHIMOTO A,IWASA Y,et al. Calcium-dependent activation of a multifunctional protein kinase by membrane phospholipids[J]. Journal of biological chemistry,1979,254(10):3692-3695.

[251] DUTIL E M,TOKER A,NEWTON A C. Regulation of conventional protein kinase C isozymes by phosphoinositide-dependent kinase 1(PDK-1)[J]. Current biology,1998,8(25):1366-1375.

[252] LE GOOD J A,ZIEGLER W H,PAREKH D B,et al. Protein kinase C iso-types controlled by phosphoinositide 3-kinase through the protein kinase PDK1[J]. Science,1998,281(5385):2042-2045.

[253] CENNI V, DOPPLER H, SONNENBURG E D, et al. Regulation of novel protein kinase C epsilon by phosphorylation[J]. Biochemical journal, 2002, 363 (3):537-545.

[254] CHOU M M, HOU W, JOHNSON J, et al. Regulation of protein kinase C zeta by PI 3-kinase and PDK-1[J]. Current biology, 1998, 8(19):1069-1077.

[255] YANG J, CRON P, THOMPSON V, et al. Molecular mechanism for the regulation of protein kinase B/Akt by hydrophobic motif phosphorylation[J]. Molecular cell, 2002, 9(6):1227-1240.

[256] OLIVA J L, GRINER E M, KAZANIETZ M G. PKC isozymes and diacylglycerol-regulated proteins as effectors of growth factor receptors[J]. Growth factors, 2005, 23(4):245-252.

[257] ASAOKA Y, NAKAMURA S, YOSHIDA K, et al. Protein kinase C, calcium and phospholipid degradation[J]. Trends in biochemical sciences, 1992, 17 (10):414-417.

[258] NISHIZUKA Y. Intracellular signaling by hydrolysis of phospholipids and activation of protein kinase C[J]. Science, 1992, 258(5082):607-614.

[259] NISHIZUKA Y. Protein kinase C and lipid signaling for sustained cellular responses[J]. The FASEB journal, 1995, 9(7):484-496.

[260] DEKKER L V, PARKER P J. Protein kinase C-a question of specificity[J]. Trends in biochemical sciences, 1994, 19(2):73-77.

[261] STEINBERG R, HARARI O A, LIDINGTON E A, et al. A protein kinase Cepsilon-anti-apoptotic kinase signaling complex protects human vascular endothelial cells against apoptosis through induction of Bcl-2[J]. Journal of biological chemistry, 2007, 282(44):32288-32297.

[262] AIELLO L P, BURSELL S E, CLERMONT A, et al. Vascular endothelial growth factor-induced retinal permeability is mediated by protein kinase C in vivo and suppressed by an orally effective beta-isoform-selective inhibitor [J]. Diabetes, 1997, 46(9):1473-1480.

[263] WANG A, NOMURA M, PATAN S, et al. Inhibition of protein kinase Calpha prevents endothelial cell migration and vascular tube formation in vitro and

myocardial neovascularization in vivo [J]. Circulation research, 2002, 90 (5):609-616.

[264] TEICHER B A, ALVAREZ E, MENON K, et al. Antiangiogenic effects of a protein kinase Cbeta-selective small molecule [J]. Cancer chemotherapy and pharmacology, 2002, 49(1):69-77.

[265] MEHTA D. Serine/threonine phosphatase 2B regulates protein kinase C-alpha activity and endothelial barrier function [J]. American journal of physiology: lung cellular and molecular physiology, 2001, 281(3):L544-L545.

[266] HEMPEL A, LINDSCHAU C, MAASCH C, et al. Calcium antagonists ameliorate ischemia-induced endothelial cell permeability by inhibiting protein kinase C [J]. Circulation, 1999, 99(19):2523-2529.

[267] SANDOVAL R, MALIK A B, MINSHALL R D, et al. Ca(2+) signalling and PKCalpha activate increased endothelial permeability by disassembly of VE-cadherin junctions [J]. The journal of physiology, 2001, 533(2):433-445.

[268] LUCAS R, YANG G, GORSHKOV B A, et al. Protein Kinase C-alpha and Arginase I Mediate Pneumolysin-Induced Pulmonary Endothelial Hyperpermeability [J]. American journal of respiratory cell and molecular biology, 2012, 47(4):445-453.

[269] ANDREEVA A Y, PIONTEK J, BLASIG I E, et al. Assembly of tight junction is regulated by the antagonism of conventional and novel protein kinase C isoforms [J]. International journal of biochemistry and cell biology, 2006, 38(2):222-233.

[270] NAGPALA P G, MALIK A B, VUONG P T, et al. Protein kinase C beta 1 overexpression augments phorbol ester-induced increase in endothelial permeability [J]. Journal of cellular physiology, 1996, 166(2):249-55.

[271] LUM H, MALIK A B. Mechanisms of increased endothelial permeability [J]. Canadian journal of physiology and pharmacology, 1996, 74(7):787-800.

[272] ISHII H, JIROUSEK M R, KOYA D, et al. Amelioration of vascular dysfunctions in diabetic rats by an oral PKC beta inhibitor [J]. Science, 1996, 272 (5262):728-731.

［273］ KOYA D, HANEDA M, NAKAGAWA H, et al. Amelioration of accelerated diabetic mesangial expansion by treatment with a PKC beta inhibitor in diabetic db/db mice, a rodent model for type 2 diabetes［J］. The FASEB journal, 2000, 14(3): 439-447.

［274］ SIFLINGER-BIRNBOIM A, GOLIGORSKY M S, DEL VECCHIO P J, et al. Activation of protein kinase C pathway contributes to hydrogen peroxide-induced increase in endothelial permeability［J］. Lab Invest, 1992, 67(1): 24-30.

［275］ KIM J H, JUN H O, YU Y S, et al. Inhibition of protein kinase C delta attenuates blood-retinal barrier breakdown in diabetic retinopathy［J］. The American journal of pathology, 2010, 176(3): 1517-1524.

［276］ BANAN A, FARHADI A, FIELDS J Z, et al. The delta-isoform of protein kinase C causes inducible nitric-oxide synthase and nitric oxide up-regulation: key mechanism for oxidant-induced carbonylation, nitration, and disassembly of the microtubule cytoskeleton and hyperpermeability of barrier of intestinal epithelia［J］. Journal of pharmacology and experimental therapeutics, 2003, 305(2): 482-494.

［277］ MULLIN J M, KAMPHERSTEIN J A, LAUGHLIN K V, et al. Overexpression of protein kinase C-delta increases tight junction permeability in LLC-PK1 epithelia［J］. American journal of physiology, 1998, 275(2): C544-C554.

［278］ TINSLEY J H, TEASDALE N R, YUAN S Y. Involvement of PKCdelta and PKD in pulmonary microvascular endothelial cell hyperpermeability［J］. American journal of physiology cell physiology, 2004, 286(1): C105-C111.

［279］ SONOBE Y, TAKEUCHI H, KATAOKA K, et al. Interleukin-25 expressed by brain capillary endothelial cells maintains blood-brain barrier function in a protein kinase Cepsilon-dependent manner［J］. Journal of biological chemistry, 2009, 284(46): 31834-31842.

［280］ MIURA T, YANO T, NAITOH K, et al. Delta-opioid receptor activation before ischemia reduces gap junction permeability in ischemic myocardium by

PKC-epsilon-mediated phosphorylation of connexin 43[J]. American journal of physiology - heart and circulatory physiology, 2007, 293 (3) : H1425 - H1431.

[281] NAITOH K, YANO T, MIURA T, et al. Roles of Cx43-associated protein kinases in suppression of gap junction-mediated chemical coupling by ischemic preconditioning[J]. American journal of physiology- heart and circulatory physiology, 2009, 296(2) : H396-H403.

[282] SUZUKI T, SETH A, RAO R. Role of phospholipase Cgamma-induced activation of protein kinase Cepsilon(PKCepsilon) and PKCbetaI in epidermal growth factor-mediated protection of tight junctions from acetaldehyde in Caco-2 cell monolayers[J]. Journal of biological chemistry, 2008, 283(6) : 3574-3583.

[283] OUBAHA M, GRATTON J P. Phosphorylation of endothelial nitric oxide synthase by atypical PKC zeta contributes to angiopoietin-1-dependent inhibition of VEGF-induced endothelial permeability in vitro[J]. Blood, 2009, 114 (15) : 3343-3351.

[284] BANAN A, FIELDS J Z, ZHANG L J, et al. ζ isoform of protein kinase C prevents oxidant-induced nuclear factor-κB activation and I-κBα degradation: a fundamental mechanism for epidermal growth factor protection of the microtubule cytoskeleton and intestinal barrier integrity[J]. Journal of pharmacology and experimental therapeutics, 2003, 307(1) : 53-66.

[285] BANAN A, ZHANG L, FIELDS J Z, et al. PKC-ζ prevents oxidant-induced iNOS upregulation and protects the microtubules and gut barrier integrity [J]. American journal of physiology gastrointestinal and liver physiology, 2002, 283(4) : G909-G922.

[286] DATTA K, LI J, BHATTACHARYA R, et al. Protein kinase C zeta transactivates hypoxia-inducible factor alpha by promoting its association with p300 in renal cancer[J]. Cancer research, 2004, 64(2) : 456-462.

[287] CARABALLO J C, YSHII C, BUTTI M L, et al. Hypoxia increases transepithelial electrical conductance and reduces occludin at the plasma membrane

in alveolar epithelial cells via PKC-zeta and PP2A pathway[J]. American journal of physiology: lung cellular and molecular physiolog, 2011, 300(4): L569-L578.

[288] DATTA K, LI J, KARUMANCHI S A, et al. Regulation of vascular permeability factor/vascular endothelial growth factor(VPF/VEGF-A) expression in podocytes[J]. Kidney international, 2004, 66(4): 1471-1478.

[289] MEHTA D, TIRUPPATHI C, SANDOVAL R, et al. Modulatory role of focal adhesion kinase in regulating human pulmonary arterial endothelial barrier function[J]. The journal of physiology, 2002, 539(3): 779-789.

[290] MINSHALL R D, VANDENBROUCKE E E, HOLINSTAT M, et al. Role of protein kinase Czeta in thrombin-induced RhoA activation and inter-endothelial gap formation of human dermal microvessel endothelial cell monolayers [J]. Microvascular research, 2010, 80(2): 240-249.

[291] GARCIA J G, SCHAPHORST K L, VERIN A D, et al. Diperoxovanadate alters endothelial cell focal contacts and barrier function: role of tyrosine phosphorylation[J]. Journal of applied physiology, 2000, 89(6): 2333-2343.

[292] STASEK J E, PATTERSON C E, GARCIA J G. Protein kinase C phosphorylates caldesmon77 and vimentin and enhances albumin permeability across cultured bovine pulmonary artery endothelial cell monolayers[J]. Journal of cellular physiology, 1992, 153(1): 62-75.

[293] ALEXANDER J S, JACKSON S A, CHANEY E, et al. The role of cadherin endocytosis in endothelial barrier regulation: involvement of protein kinase C and actin-cadherin interactions[J]. Inflammation, 1998, 22(4): 419-433.

[294] RAMIREZ M M, KIM D D, DURAN W N. Protein kinase C modulates microvascular permeability through nitric oxide synthase[J]. The American journal of physiology, 1996, 271(4): H1702-H1705.

[295] DURAN W N, SEYAMA A, YOSHIMURA K, et al. Stimulation of NO production and of eNOS phosphorylation in the microcirculation in vivo[J]. Microvascular research, 2000, 60(2): 104-111.

[296] HUANG Q, YUAN Y. Interaction of PKC and NOS in signal transduction of

microvascular hyperpermeability[J]. The American journal of physiology, 1997,273(5):H2442-H2451.

[297] LI S,OKAMOTO T,CHUN M,et al. Evidence for a regulated interaction between heterotrimeric G proteins and caveolin[J]. Journal of biological chemistry,1995,270(26):15693-15701.

[298] LAWSON J H,KALAFATIS M,STRAM S,et al. A model for the tissue factor pathway to thrombin. I. An empirical study[J]. Journal of biological chemistry,1994,269(37):23357-23366.

[299] MASON J C,STEINBERG R,LIDINGTON E A,et al. Decay-accelerating factor induction on vascular endothelium by vascular endothelial growth factor(VEGF) is mediated via a VEGF receptor-2(VEGF-R2)- and protein kinase C-alpha/epsilon(PKCalpha/epsilon)-dependent cytoprotective signaling pathway and is inhibited by cyclosporin A[J]. Journal of biological chemistry,2004,279(40):41611-41618.

[300] PATEL V,BROWN C,BOARDER M R. Protein kinase C isoforms in bovine aortic endothelial cells:role in regulation of P2Y- and P2U-purinoceptor-stimulated prostacyclin release[J]. British journal of pharmacology,1996,118(1):123-130.

[301] WILDHAGEN K C,LUTGENS E,LOUBELE S T,et al. The structure-function relationship of activated protein C. Lessons from natural and engineered mutations[J]. Thrombosis and haemostasis,2011,106(6):1034-1045.

[302] GALE A J,SUN X,HEEB M J,et al. Nonenzymatic anticoagulant activity of the mutant serine protease Ser360Ala-activated protein C mediated by factor Va[J]. Protein science,1997,6(1):132-140.

[303] KERSCHEN E J,FERNANDEZ J A,COOLEY B C,et al. Endotoxemia and sepsis mortality reduction by non-anticoagulant activated protein C[J]. Journal of experimental medicine,2007,204(10):2439-2448.

[304] MOSNIER L O,YANG X V,GRIFFIN J H. Activated protein C mutant with minimal anticoagulant activity, normal cytoprotective activity, and preservation of thrombin activable fibrinolysis inhibitor-dependent cytoprotective

functions[J]. Journal of biological chemistry,2007,282(45):33022-33033.

[305] MOSNIER L O,ZAMPOLLI A,KERSCHEN E J,et al. Hyperantithrombotic, noncytoprotective Glu149Ala-activated protein C mutant[J]. Blood,2009, 113(23):5970-5978.

[306] RIEWALD M,RUF W. Protease-activated receptor-1 signaling by activated protein C in cytokine-perturbed endothelial cells is distinct from thrombin signaling[J]. Journal of biological chemistry,2005,280(20):19808-19814.

[307] BRUECKMANN M,HORN S,LANG S,et al. Recombinant human activated protein C upregulates cyclooxygenase-2 expression in endothelial cells via binding to endothelial cell protein C receptor and activation of protease-activated receptor-1[J]. Thrombosis and haemostasis,2005,93(4):743-750.

[308] PEREZ-CASAL M,DOWNEY C,FUKUDOME K,et al. Activated protein C induces the release of microparticle-associated endothelial protein C receptor [J]. Blood,2005,105(4):1515-1522.

[309] RUF W. Is APC activation of endothelial cell PAR1 important in severe sepsis?:Yes[J]. Journal of thrombosis and haemostasis,2005,3(9):1912-1914.

[310] OHSAWA K,KIMURA M,KUROSAWA-OHSAWA K,et al. Purification of sufficiently gamma-carboxylated recombinant protein C and its derivatives. Calcium-dependent affinity shift in immunoaffinity and ion-exchange chromatography[J]. Journal of chromatography A,1992,597(1/2):285-291.

[311] YAN S C,RAZZANO P,CHAO Y B,et al. Characterization and novel purification of recombinant human protein C from three mammalian cell lines[J]. Nature biotechnology,1990,8(7):655-661.

[312] SUGIURA T,KUROSAWAOHSAWA K,TAKAHASHI M,et al. Relationship between productivity and gamma-carboxylation efficiency of recombinant protein-C[J]. Biotechnology letters,1990,12(11):799-804.

[313] YAN S B. Review of conformation-specific affinity purification methods for plasma vitamin K-dependent proteins[J]. Journal of molecular recognition, 1996,9(3):211-218.

[314] FOSTER D C,SPRECHER C A,HOLLY R D,et al. Endoproteolytic process-

ing of the dibasic cleavage site in the human protein C precursor in transfect-ed mammalian cells: effects of sequence alterations on efficiency of cleavage [J]. Biochemistry, 1990, 29(2): 347-354.

[315] JOHNSTONE I B, MARTIN C A. Comparative effects of the human protein C activator, Protac, on the activated partial thromboplastin clotting times of plasmas, with special reference to the dog[J]. Canadian journal of veterinary research, 2000, 64(2): 117-122.

[316] STOCKER K, FISCHER H, MEIER J, et al. Characterization of the protein C activator Protac from the venom of the southern copperhead (Agkistrodon contortrix) snake[J]. Toxicon, 1987, 25(3): 239-252.

[317] YANG L, MANITHODY C, REZAIE A R. Activation of protein C by the thrombin-thrombomodulin complex: cooperative roles of Arg-35 of thrombin and Arg-67 of protein C[J]. Proceedings of the national academy of sciences of the United States of America, 2006, 103(4): 879-884.

[318] DUCHEMIN J, PAN-PETESCH B, ARNAUD B, et al. Influence of coagula-tion factors and tissue factor concentration on the thrombin generation test in plasma[J]. Thrombosis and haemostasis, 2008, 99(4): 767-773.

[319] CHANTARANGKUL V, CLERICI M, BRESSI C, et al. Thrombin generation assessed as endogenous thrombin potential in patients with hyper- or hypo-coagulability[J]. Haematologica, 2003, 88(5): 547-554.

[320] HEMKER H C, GIESEN P, AL DIERI R, et al. Calibrated automated throm-bin generation measurement in clotting plasma[J]. Pathophysiology of hae-mostasis and thrombosis, 2003, 33(1): 4-15.

[321] KEULARTS I M, ZIVELIN A, SELIGSOHN U, et al. The role of factor XI in thrombin generation induced by low concentrations of tissue factor [J]. Thrombosis and haemostasis, 2001, 85(6): 1060-1065.

[322] BELTRAN-MIRANDA C P, KHAN A, JALOMA-CRUZ A R, et al. Throm-bin generation and phenotypic correlation in haemophilia A[J]. Haemophil-ia, 2005, 11(4): 326-334.

[323] DARGAUD Y, BEGUIN S, LIENHART A, et al. Evaluation of thrombin gen-

erating capacity in plasma from patients with haemophilia A and B [J]. Thrombosis and haemostasis, 2005, 93(3): 475-480.

[324] CHANTARANGKUL V, CLERICI M, BRESSI C, et al. Thrombin generation assessed as endogenous thrombin potential in patients with hyper- or hypo-coagulability[J]. Haematologica, 2003, 88(5): 547-554.

[325] GEMPELER-MESSINA P M, VOLZ K, BUHLER B, et al. Protein C activators from snake venoms and their diagnostic use[J]. Haemostasis, 2001, 31 (3/4/5/6): 266-272.

[326] VAN'T VEER C, GOLDEN N J, KALAFATIS M, et al. Inhibitory mechanism of the protein C pathway on tissue factor-induced thrombin generation. Synergistic effect in combination with tissue factor pathway inhibitor [J]. Journal of biological chemistry, 1997, 272(12): 7983-7994.

[327] NICOLAES G A, BOCK P E, SEGERS K, et al. Inhibition of thrombin formation by active site mutated(S360A) activated protein C[J]. Journal of biological chemistry, 2010, 285(30): 22890-22900.

[328] BLOCK H, MAERTENS B, SPRIESTERSBACH A, et al. Immobilized-Metal Affinity Chromatography (Imac): A Review [J]. Methods in enzymology, 2009, 463: 439-473.

[329] PORATH J. Immobilized Metal-Ion Affinity-Chromatography[J]. Protein expression and purification, 1992, 3(4): 263-281.

[330] HEDSTROM L. Serine protease mechanism and specificity[J]. Chemical reviews, 2002, 102(12): 4501-4524.

[331] SERRANO S M, MAROUN R C. Snake venom serine proteinases: sequence homology vs. substrate specificity, a paradox to be solved[J]. Toxicon, 2005, 45(8): 1115-1132.

[332] KISIEL W, KONDO S, SMITH K J, et al. Characterization of a protein C activator from Agkistrodon contortrix contortrix venom[J]. Journal of biological chemistry, 1987, 262(26): 12607-12613.

[333] COMPTON S J, RENAUX B, WIJESURIYA S J, et al. Glycosylation and the activation of proteinase - activated receptor 2 (PAR₂) by human mast cell

tryptase[J]. British journal of pharmacology, 2001, 134(4): 705-718.

[334]   COMPTON S J, SANDHU S, WIJESURIYA S J, et al. Glycosylation of human proteinase-activated receptor-2(hPAR2): role in cell surface expression and signalling[J]. Biochemical journal, 2002, 368(2): 495-505.

[335]   SOTO A G, TREJO J. N-linked glycosylation of protease-activated receptor-1 second extracellular loop: a critical determinant for ligand-induced receptor activation and internalization[J]. Journal of biological chemistry, 2010, 285(24): 18781-18793.

[336]   XIAO Y P, MORICE A H, COMPTON S J, et al. N-linked glycosylation regulates human proteinase-activated receptor-1 cell surface expression and disarming via neutrophil proteinases and thermolysin[J]. Journal of biological chemistry, 2011, 286(26): 22991-23002.

[337]   LUDEMAN M J, KATAOKA H, SRINIVASAN Y, et al. PAR1 cleavage and signaling in response to activated protein C and thrombin[J]. Journal of biological chemistry, 2005, 280(13): 13122-13128.

[338]   SCARBOROUGH R M, NAUGHTON M A, TENG W, et al. Tethered ligand agonist peptides. Structural requirements for thrombin receptor activation reveal mechanism of proteolytic unmasking of agonist function[J]. Journal of biological chemistry, 1992, 267(19): 13146-13149.

[339]   FEISTRITZER C, SCHUEPBACH R A, MOSNIER L O, et al. Protective signaling by activated protein C is mechanistically linked to protein C activation on endothelial cells[J]. Journal of biological chemistry, 2006, 281(29): 20077-20084.

[340]   GRIFFIN J H, FERNANDEZ J A, MOSNIER L O, et al. The promise of protein C[J]. Blood cells, molecules, and diseases, 2006, 36(2): 211-216.

[341]   BRASS L F, PIZARRO S, AHUJA M, et al. Changes in the structure and function of the human thrombin receptor during receptor activation, internalization, and recycling[J]. Journal of biological chemistry, 1994, 269(4): 2943-2952.

[342]   RIEWALD M, RUF W. Mechanistic coupling of protease signaling and initia-

tion of coagulation by tissue factor[J]. Proceedings of the national academy of sciences of the United States of America,2001,98(14):7742-7747.

[343] HOXIE J A,AHUJA M,BELMONTE E,et al. Internalization and recycling of activated thrombin receptors [J]. Journal of biological chemistry, 1993, 268(18):13756-13763.

[344] NIEMAN M T,SCHMAIER A H. Interaction of thrombin with PAR1 and PAR4 at the thrombin cleavage site[J]. Biochemistry,2007,46(29):8603-8610.

[345] EDGELL C J,MCDONALD C C,GRAHAM J B. Permanent cell line expressing human factor VIII-related antigen established by hybridization[J]. Proceedings of the national academy of sciences of the United States of America,1983,80(12):3734-3737.

[346] EMEIS J J,EDGELL C J. Fibrinolytic properties of a human endothelial hybrid cell line(EA.hy 926)[J]. Blood,1988,71(6):1669-1675.

[347] SAIJONMAA O,NYMAN T,HOHENTHAL U,et al. Endothelin-1 is expressed and released by a human endothelial hybrid cell line(EA.hy 926) [J]. Biochemical and biophysical research communications,1991,181(2): 529-536.

[348] SUGGS J E,MADDEN M C,FRIEDMAN M,et al. Prostacyclin expression by a continuous human cell line derived from vascular endothelium [J]. Blood,1986,68(4):825-829.

[349] AHN K,PAN S,BENINGO K,et al. A permanent human cell line(EA. hy926) preserves the characteristics of endothelin converting enzyme from primary human umbilical vein endothelial cells[J]. Life sciences,1995,56 (26):2331-2341.

[350] UNGER R E,KRUMP-KONVALINKOVA V,PETERS K,et al. In vitro expression of the endothelial phenotype:comparative study of primary isolated cells and cell lines,including the novel cell line HPMEC-ST1.6R[J]. Microvascular research,2002,64(3):384-397.

[351] LIDINGTON E A,MOYES D L,MCCORMACK A M,et al. A comparison of

primary endothelial cells and endothelial cell lines for studies of immune interactions[J]. Transplant immunology, 1999, 7(4):239-46.

[352] BAUER J, MARGOLIS M, SCHREINER C, et al. In vitro model of angiogenesis using a human endothelium-derived permanent cell line: contributions of induced gene expression, G-proteins, and integrins[J]. Journal of cellular physiology, 1992, 153(3):437-449.

[353] PELLEGATTA F, RADAELLI A, FERRERO E, et al. Inducible nitric oxide synthase modulates fibronectin production in the EA.hy926 cell line and cultured human umbilical vein endothelial cells[J]. Journal of cardiovascular pharmacology, 1994, 24(6):1014-1019.

[354] SWIATKOWSKA M, CIERNIEWSKA-CIESLAK A, PAWLOWSKA Z, et al. Dual regulatory effects of nitric oxide on plasminogen activator inhibitor type 1 expression in endothelial cells[J]. European journal of biochemistry, 2000, 267(4):1001-1007.

[355] THORNHILL M H, LI J, HASKARD D O. Leucocyte endothelial cell adhesion: a study comparing human umbilical vein endothelial cells and the endothelial cell line EA-hy-926[J]. Scandinavian journal of immunology, 1993, 38(3):279-286.

[356] BARANSKA P, Pawlowska Z, Koziolkiewicz W, et al. Expression of integrins and adhesive properties of human endothelial cell line EA.hy 926[J]. Cancer genomics and proteomics, 2005, 2:265-270.

[357] AMMOLLO C T, SEMERARO F, XU J, et al. Extracellular histones increase plasma thrombin generation by impairing thrombomodulin-dependent protein C activation[J]. Journal of thrombosis and haemostasist, 2011, 9(9): 1795-1803.

[358] HUNT M A, CURRIE M J, ROBINSON B A, et al. Optimizing transfection of primary human umbilical vein endothelial cells using commercially available chemical transfection reagents[J]. Journal of biomolecular techniques, 2010, 21(2):66-72.

[359] DICHEK D, QUERTERMOUS T. Variability in messenger RNA levels in hu-

man umbilical vein endothelial cells of different lineage and time in culture [J]. In vitro cellular and developmental biology, 1989, 25: 289-292.

[360] GLEE P M, CUTLER J E, BENSON E E, et al. Inhibition of hydrophobic protein-mediated Candida albicans attachment to endothelial cells during physiologic shear flow [J]. Infection and immunity, 2001, 69(5): 2815-2820.

[361] BELLOU S, HINK M A, BAGLI E, et al. VEGF autoregulates its proliferative and migratory ERK1/2 and p38 cascades by enhancing the expression of DUSP1 and DUSP5 phosphatases in endothelial cells [J]. American journal of physiology: cell physiology, 2009, 297(6): C1477-C1489.

[362] SOLOMON D E. An in vitro examination of an extracellular matrix scaffold for use in wound healing [J]. International journal of experimental pathology, 2002, 83(5): 209-216.

[363] CARGNELLO M, ROUX P P. Activation and function of the MAPKs and their substrates, the MAPK-activated protein kinases [J]. Microbiology and molecular biology reviews, 2011, 75(1): 50-83.

[364] XUE M L, CAMPBELL D, JACKSON C J. Protein C is an autocrine growth factor for human skin keratinocytes [J]. Journal of biological chemistry, 2007, 282(18): 13610-13616.

[365] ESMON C T, XU J, GU J M, et al. Endothelial protein C receptor [J]. Thrombosis and haemostasis, 1999, 82(2): 251-258.

[366] BOGATCHEVA N V, GARCIA J G, VERIN A D. Molecular mechanisms of thrombin-induced endothelial cell permeability [J]. Biochemistry (Mosc), 2002, 67(1): 75-84.

[367] KATAOKA H, HAMILTON J R, MCKEMY D D, et al. Protease-activated receptors 1 and 4 mediate thrombin signaling in endothelial cells [J]. Blood, 2003, 102(9): 3224-3231.

[368] KANEIDER N C, LEGER A J, AGARWAL A, et al. 'Role reversal' for the receptor PAR1 in sepsis-induced vascular damage [J]. Nature immunology, 2007, 8(12): 1303-1312.

[369] PAWLINSKI R, HOLINSTAT M. We can do it together: PAR1/PAR2 het-

erodimer signaling in VSMCs [J]. Arteriosclerosis, thrombosis, and vascular biology, 2011, 31(12): 2775-2776.

[370] CASTAGNA M, TAKAI Y, KAIBUCHI K, et al. Direct activation of calcium-activated, phospholipid-dependent protein kinase by tumor-promoting phorbol esters [J]. Journal of biological chemistry, 1982, 257(13): 7847-7851.

[371] BLUMBERG P M. Protein kinase C as the receptor for the phorbol ester tumor promoters: sixth Rhoads memorial award lecture [J]. Cancer research, 1988, 48(1): 1-8.

[372] NIEDEL J E, KUHN L J, VANDENBARK G R. Phorbol diester receptor co-purifies with protein kinase C [J]. Proceedings of the national academy of sciences of the United States of America, 1983, 80(1): 36-40.

[373] JOHNSON K R, BECKER K P, FACCHINETTI M M, et al. PKC-dependent activation of sphingosine kinase 1 and translocation to the plasma membrane. Extracellular release of sphingosine-1-phosphate induced by phorbol 12-myristate 13-acetate (PMA) [J]. Journal of biological chemistry, 2002, 277(38): 35257-35262.

[374] HUANG Z, WANG C, WEI L, et al. Resveratrol inhibits EMMPRIN expression via P38 and ERK1/2 pathways in PMA-induced THP-1 cells [J]. Biochemical and biophysical research communications, 2008, 374(3): 517-521.

[375] MUDDULURU G, LEUPOLD J H, STROEBEL P, et al. PMA up-regulates the transcription of Axl by AP-1 transcription factor binding to TRE sequences via the MAPK cascade in leukaemia cells [J]. Biology of the cell, 2010, 103(1): 21-33.

[376] STAPLETON C M, JOO J H, KIM Y S, et al. Induction of ANGPTL4 expression in human airway smooth muscle cells by PMA through activation of PKC and MAPK pathways [J]. Experimental cell research, 2010, 316(4): 507-516.

[377] ROSSOMANDO A J, PAYNE D M, WEBER M J, et al. Evidence that pp42, a major tyrosine kinase target protein, is a mitogen-activated serine/threonine protein kinase [J]. Proceedings of the national academy of sciences of

the United States of America,1989,86(18):6940-6943.

[378] MUTHUSAMY S,SHUKLA S,AMIN M R,et al. PKCdelta-dependent activation of ERK1/2 leads to upregulation of the human NHE2 transcriptional activity in intestinal epithelial cell line C2BBe1[J]. AJP gastrointestinal and liver physiology,2012,302(3):G317-G325.

[379] JONES E,ADCOCK I M,AHMED B Y,et al. Modulation of LPS stimulated NF-kappaB mediated Nitric Oxide production by PKCepsilon and JAK2 in RAW macrophages[J]. Journal of inflammation,2007,4:23.

[380] CARPENTER A C,ALEXANDER J S. Endothelial PKC delta activation attenuates neutrophil transendothelial migration [J]. Inflammation research, 2008,57(5):216-229.

[381] MARTINY-BARON G,KAZANIETZ M G,MISCHAK H,et al. Selective inhibition of protein kinase C isozymes by the indolocarbazole Go 6976[J]. Journal of biological chemistry,1993,268(13):9194-9197.

[382] GROSSONI V C,FALBO K B,KAZANIETZ M G,et al. Protein kinase C delta enhances proliferation and survival of murine mammary cells[J]. Molecular carcinogenesis,2007,46(5):381-390.

[383] JACOBSON P B,KUCHERA S L,METZ A,et al. Anti-inflammatory properties of Go 6850:a selective inhibitor of protein kinase C[J]. Journal of pharmacology and experimental therapeutics,1995,275(2):995-1002.

[384] TOULLEC D,PIANETTI P,COSTE H,et al. The bisindolylmaleimide GF 109203X is a potent and selective inhibitor of protein kinase C[J]. Journal of biological chemistry,1991,266(24):15771-15781.

[385] LI X C,HAHN C N,PARSONS M,et al. Role of protein kinase C zeta in thrombin-induced endothelial permeability changes:inhibition by angiopoietin-1[J]. Blood,2004,104(6):1716-1724.

[386] OBARA Y,KOBAYASHI H,OHTA T,et al. Scabronine G-methylester enhances secretion of neurotrophic factors mediated by an activation of protein kinase C-zeta[J]. Molecular Pharmacology,2001,59(5):1287-1297.

[387] LI D,SWEENEY G,WANG Q,et al. Participation of PI3K and atypical PKC

in Na+-K+-pump stimulation by IGF-I in VSMC[J]. American journal of physiology,1999,276:H2109-H2116.

[388] MUSCELLA A,STORELLI C,MARSIGLIANTE S. Atypical PKC-zeta and PKC-iota mediate opposing effects on MCF-7 Na+/K+ATPase activity[J]. Journal of cellular physiology,2005,205(2):278-285.

[389] EICHHOLTZ T,DE BONT D B,DE WIDT J,et al. A myristoylated pseudo-substrate peptide,a novel protein kinase C inhibitor[J]. Journal of biological chemistry,1993,268(3):1982-1986.

[390] LI H,OEHRLEIN S A,WALLERATH T,et al. Activation of protein kinase C alpha and/or epsilon enhances transcription of the human endothelial ni-tric oxide synthase gene[J]. Molecular pharmacology,1998,53(4):630-637.

[391] CARDOZO A K,BUCHILLIER V,MATHIEU M,et al. Cell-permeable pep-tides induce dose- and length-dependent cytotoxic effects[J]. Biochimica et biophysica acta,2007,1768(9):2222-2234.

[392] SIFLINGER-BIRNBOIM A,JOHNSON A. Protein kinase C modulates pul-monary endothelial permeability:a paradigm for acute lung injury[J]. Ameri-can journal of physiology:lung cellular and molecular physiology,2003,284 (3):L435-L451.

[393] VANDENBROUCKE E,VOGEL S,GAO X,et al. Deletion of PKC alpha in mice attenuates the thrombin-induced increase in lung vascular permeability [J].The FASEB journal,2008,22(S1):1200.4-1200.4.

[394] LAL B K,VARMA S,PAPPAS P J,et al. VEGF increases permeability of the endothelial cell monolayer by activation of PKB/akt,endothelial nitric-ox-ide synthase,and MAP kinase pathways[J]. Microvascular research,2001, 62(3):252-262.

[395] KEVIL C G,PAYNE D K,MIRE E,et al. Vascular permeability factor/vas-cular endothelial cell growth factor-mediated permeability occurs through disorganization of endothelial junctional proteins [J]. Journal of biological chemistry,1998,273(24):15099-15103.

[396] FORSYTH C B,BANAN A,FARHADI A,et al. Regulation of oxidant-in-

duced intestinal permeability by metalloprotease - dependent epidermal growth factor receptor signaling[J]. Journal of pharmacology and experimental therapeutics, 2007, 321(1):84-97.

[397] FISCHER S, WIESNET M, RENZ D, et al. H_2O_2 induces paracellular permeability of porcine brain-derived microvascular endothelial cells by activation of the p44/42 MAP kinase pathway [J]. European journal of cell biology, 2005, 84(7):687-697.

[398] CHEN Y, LU Q, SCHNEEBERGER E E, et al. Restoration of tight junction structure and barrier function by down-regulation of the mitogen-activated protein kinase pathway in ras-transformed Madin-Darby canine kidney cells [J]. Molecular biology of the cell, 2000, 11(3):849-862.

[399] DUNCIA J V, SANTELLA J B, HIGLEY C A, et al. MEK inhibitors: the chemistry and biological activity of U0126, its analogs, and cyclization products [J]. Bioorganic and medicinal chemistry letters, 1998, 8(20):2839-2844.

[400] FAVATA M F, HORIUCHI K Y, MANOS E J, et al. Identification of a novel inhibitor of mitogen-activated protein kinase kinase[J]. Journal of biological chemistry, 1998, 273(29):18623-18632.

[401] WANG Z, GINNAN R, ABDULLAEV I F, et al. Calcium/Calmodulin-dependent protein kinase II delta 6 (CaMKIIdelta6) and RhoA involvement in thrombin-induced endothelial barrier dysfunction[J]. Journal of biological chemistry, 2010, 285(28):21303-21312.

[402] CARGNELLO M, ROUX P P. Activation and function of the MAPKs and their substrates, the MAPK-activated protein kinases[J]. Microbiology and molecular biology reviews, 2011, 75(1):50-83.

[403] QIU Z H, LESLIE C C. Protein kinase C-dependent and -independent pathways of mitogen-activated protein kinase activation in macrophages by stimuli that activate phospholipase A2[J]. Journal of biological chemistry, 1994, 269(30):19480-19487.

[404] LEHOUX J G, LEFEBVRE A. Angiotensin II activates p44/42 MAP kinase

partly through PKCepsilon in H295R cells[J]. Molecular and cellular endo-crinology, 2007, 265-266:121-125.

[405] CHENG J J, WUNG B S, CHAO Y J, et al. Sequential activation of protein kinase C(PKC)-alpha and PKC-epsilon contributes to sustained Raf/ERK1/2 activation in endothelial cells under mechanical strain[J]. Journal of biological chemistry, 2001, 276(33):31368-31375.

[406] TRAUB O, MONIA B P, DEAN N M, et al. PKC-epsilon is required for mechano-sensitive activation of ERK1/2 in endothelial cells[J]. Journal of biological chemistry, 1997, 272(50):31251-31257.

[407] CHO C H, LEE C S, CHANG M, et al. Localization of VEGFR-2 and PLD2 in endothelial caveolae is involved in VEGF-induced phosphorylation of MEK and ERK[J]. American journal of physiology-heart and circulatory physiology, 2004, 286(5):H1881-H1888.

[408] PALMA-NICOLAS J P, LOPEZ E, LOPEZ-COLOME A M. PKC isoenzymes differentially modulate the effect of thrombin on MAPK-dependent RPE proliferation[J]. Bioscience reports, 2008, 28(6):307-317.

[409] LO L W, CHENG J J, CHIU J J, et al. Endothelial exposure to hypoxia induces Egr-1 expression involving PKCalpha-mediated Ras/Raf-1/ERK1/2 pathway[J]. Journal cellular physiology, 2001, 188(3):304-312.

[410] PETITI J P, DE PAUL A L, GUTIERREZ S, et al. Activation of PKC epsilon induces lactotroph proliferation through ERK1/2 in response to phorbol ester [J]. Molecular and cellular endocrinology, 2008, 289(1/2):77-84.

[411] LIN C C, SHYR M H, CHIEN C S, et al. Mechanisms of thrombin-induced MAPK activation associated with cell proliferation in human cultured tracheal smooth muscle cells[J]. Cellular signalling, 2001, 13(4):257-267.

[412] LIN C C, SHYR M H, CHIEN C S, et al. Thrombin-stimulated cell proliferation mediated through activation of Ras/Raf/MEK/MAPK pathway in canine cultured tracheal smooth muscle cells[J]. Cellular signalling, 2002, 14(3):265-275.

[413] KOLCH W, HEIDECKER G, KOCHS G, et al. Protein kinase C alpha acti-

vates RAF-1 by direct phosphorylation[J]. Nature, 1993, 364(6434): 249-252.

[414] PARUCHURI S, HALLBERG B, JUHAS M, et al. Leukotriene D(4) activates MAPK through a Ras-independent but PKCepsilon-dependent pathway in intestinal epithelial cells[J]. Journal of cell science, 2002, 115(9): 1883-1893.

[415] ALESSI D R. The protein kinase C inhibitors Ro 318220 and GF 109203X are equally potent inhibitors of MAPKAP kinase-1beta(Rsk-2) and p70 S6 kinase[J]. FEBS letters, 1997, 402(2/3): 121-123.

[416] ROBERTS N A, HAWORTH R S, AVKIRAN M. Effects of bisindolylmaleimide PKC inhibitors on p90RSK activity in vitro and in adult ventricular myocytes[J]. British journal of pharmacology, 2005, 145(4): 477-489.

[417] ROBERTS N A, MARBER M S, AVKIRAN M. Specificity of action of bisindolylmaleimide protein kinase C inhibitors: do they inhibit the 70kDa ribosomal S6 kinase in cardiac myocytes?[J]. Biochemical pharmacology, 2004, 68(10): 1923-1928.

[418] HUNTINGTON J A. Molecular recognition mechanisms of thrombin[J]. Journal of thrombosis and haemostasis, 2005, 3(8): 1861-1872.

[419] GAMBLE J R, DREW J, TREZISE L, et al. Angiopoietin-1 is an antipermeability and anti-inflammatory agent in vitro and targets cell junctions[J]. Circulation research, 2000, 87(7): 603-607.

[420] HOOD J, GRANGER H J. Protein kinase G mediates vascular endothelial growth factor-induced Raf-1 activation and proliferation in human endothelial cells[J]. Journal of biological chemistry, 1998, 273(36): 23504-23508.

[421] PYRIOCHOU A, VASSILAKOPOULOS T, ZHOU Z, et al. cGMP-dependent and -independent angiogenesis-related properties of nitric oxide[J]. Life sciences, 2007, 81(21/22): 1549-1554.

[422] WU X, REITER C E, ANTONETTI D A, et al. Insulin promotes rat retinal neuronal cell survival in a p70S6K-dependent manner[J]. Journal of biological chemistry, 2004, 279(10): 9167-9175.

[423] PELLEGATTA F, CATAPANO A L, LUZI L, et al. In human endothelial cells amino acids inhibit insulin-induced Akt and ERK1/2 phosphorylation by an mTOR-dependent mechanism[J]. Journal of cardiovascular pharmacology, 2006, 47(5): 643-649.

[424] ROSENFELDT H M, HOBSON J P, MILSTIEN S, et al. The sphingosine-1-phosphate receptor EDG-1 is essential for platelet-derived growth factor-induced cell motility[J]. Biochemical society transactions, 2001, 29(6): 836-839.

[425] ANCELLIN N, COLMONT C, SU J, et al. Extracellular export of sphingosine kinase-1 enzyme. Sphingosine 1-phosphate generation and the induction of angiogenic vascular maturation[J]. Journal of biological chemistry, 2002, 277(8): 6667-6675.

[426] BERDYSHEV E V, GORSHKOVA I, USATYUK P, et al. Intracellular S1P generation is essential for S1P-induced motility of human lung endothelial cells: role of sphingosine kinase 1 and S1P lyase[J]. PLoS one, 2011, 6(1): e16571.

[427] PATEL H H, MURRAY F, INSEL P A. Caveolae as organizers of pharmacologically relevant signal transduction molecules[J]. Annual review of pharmacology and toxicology, 2008, 48(1): 359-391.

[428] SOWA G. Caveolae, caveolins, cavins, and endothelial cell function: new insights[J]. Frontiers in physiology, 2012, 2: 120.

[429] TAGGART M J, LEAVIS P, FERON O, et al. Inhibition of PKCalpha and rhoA translocation in differentiated smooth muscle by a caveolin scaffolding domain peptide[J]. Experimental cell research, 2000, 258(1): 72-81.

[430] OKA N, YAMAMOTO M, SCHWENCKE C, et al. Caveolin interaction with protein kinase C. Isoenzyme-dependent regulation of kinase activity by the caveolin scaffolding domain peptide[J]. Journal of biological chemistry, 1997, 272(52): 33416-33421.

[431] VERIN A D, LIU F, BOGATCHEVA N, et al. Role of ras-dependent ERK activation in phorbol ester-induced endothelial cell barrier dysfunction[J].

American journal of physiology: lung cellular and molecular physiology, 2000,279(2):L360-L370.

[432] DANESE S,VETRANO S,ZHANG L,et al. The protein C pathway in tissue inflammation and injury: pathogenic role and therapeutic implications[J]. Blood,2010,115(6):1121-1130.

[433] OHDAMA S,YOSHIZAWA Y,KUBOTA T,et al. Plasma Thrombomodulin as an Indicator of Thromboembolic Disease in Systemic Lupus-Erythematosus[J]. International journal of cardiology,1994,47(1):S1-S6.

[434] LASZIK Z G,ZHOU X J,FERRELL G L,et al. Down-regulation of endothelial expression of endothelial cell protein C receptor and thrombomodulin in coronary atherosclerosis[J]. The American journal of patholog,2001,159(3):797-802.

[435] HATAJI O,TAGUCHI O,GABAZZA E C,et al. Activation of protein C pathway in the airways[J]. Lung,2002,180(1):47-59.

[436] LIAW P C Y,ESMON C T,KAHNAMOUI K,et al. Patients with severe sepsis vary markedly in their ability to generate activated protein C[J]. Blood, 2004,104(13):3958-3964.

[437] PATTERSON C,STOUFFER G A,MADAMANCHI N,et al. New tricks for old dogs:nonthrombotic effects of thrombin in vessel wall biology[J]. Circulation research,2001,88(10):987-997.

[438] TRACY R P. Thrombin,inflammation,and cardiovascular disease:an epidemiologic perspective[J]. Chest,2003,124(Suppl 3):49S-57S.

[439] FLICK M J,CHAUHAN A K,FREDERICK M,et al. The development of inflammatory joint disease is attenuated in mice expressing the anticoagulant prothrombin mutant W215A/E217A[J]. Blood,2011,117(23):6326-6337.

[440] LE BONNIEC B F,MACGILLIVRAY R T,ESMON C T. Thrombin Glu-39 restricts the P'3 specificity to nonacidic residues[J]. Journal of biological chemistry,1991,266(21):13796-13803.

[441] REZAIE A R,YANG L. Thrombomodulin allosterically modulates the activity of the anticoagulant thrombin[J]. Proceedings of the national academy of

sciences of the United States of America, 2003, 100(21): 12051-12056.

[442] GUO H, SINGH I, WANG Y, et al. Neuroprotective activities of activated protein C mutant with reduced anticoagulant activity[J]. European journal of neuroscience, 2009, 29(6): 1119-1130.

[443] BERNARD G R, VINCENT J L, LATERRE P F, et al. Efficacy and safety of recombinant human activated protein C for severe sepsis[J]. New England journal of medicine, 2001, 344(10): 699-709.

[444] YUDA H, ADACHI Y, TAGUCHI O, et al. Activated protein C inhibits bronchial hyperresponsiveness and Th2 cytokine expression in mice[J]. Blood, 2004, 103(6): 2196-2204.

[445] KUMAR P, SHEN Q, PIVETTI C D, et al. Molecular mechanisms of endothelial hyperpermeability: implications in inflammation[J]. Expert reviews in molecular medicine, 2009, 11: e19.

附　录

缩略词表

aa	amino acid	氨基酸
Ab	antibody	抗体
ADP	adenosine diphosphate	腺苷二磷酸
AIF	apoptosis-inducing factor	凋亡诱导因子
Amp	Ampicillin	氨苄青霉素
Ang1	Angiopoietin-1	血管生成素-1
Anp	antennapedia	触角肽
APC	activated protein C	激活的蛋白C
apoER2	apolipoprotein C receptor 2	载脂蛋白E受体2
AJs	adherens junctions	黏附连接
AT	antithrombin	抗凝血酶
BSA	bovine serum albumin	牛血清白蛋白
C4BP	C4B-binding proteinC4B	结合蛋白
CAT	Calibrated automated thrombography	校准的自动血栓造影
CM	conditioned medium	调理培养基
CMV	cytomegalovirus	巨细胞病毒
CTI	corn trypsin inhibitor	玉米胰蛋白酶抑制剂
CV	coefficient of variation	变异系数
DAG	diacylglycerol	二酰甘油
DMEM	Dulbecco's Modified Eagle Medium	Dulbecco改良的Eagle培养基

DMSO	dimethyl sulfoxide	二甲基亚砜
DOPC	1,2-dioleoyl-sn-glycero-3-phosphocholine	1,2-二油酰基-sn-甘油-3-磷酰胆碱
DOPE	1,2-dioleoyl-sn-glycero-3-phosphoethanolamine	1,2-二油酰基-sn-甘油-3-磷酰乙醇胺
DOPS	1,2-dioleoyl-sn-glycero-3-phosphoserine	1,2-二油酰基-sn-甘油-3-磷酰丝氨酸
ECGF	endothelial cell growth factor	内皮细胞生长因子
ECs	endothelial cells	内皮细胞
EDTA	ethylene diamine tetraacetic acid	乙二胺四乙酸
EGF	epidermal growth factor	表皮生长因子
EGFR	epidermal growth factor receptor	表皮生长因子受体
EGTA	Ethylene glycol-bis(β-aminoethyl ether)-N, N, N′, N′-tetraacetic acid	乙二醇-双(β-氨基乙基醚)-N, N, N′, N′-四乙酸
ELISA	Enzyme-linked immunosorbent assay	酶联免疫吸附测定
eNOS	endothelial nitric oxide synthase	内皮型一氧化氮合酶
EPCR	endothelial protein C receptor	内皮蛋白C受体
Erk	extracellular signal-regulated kinase	胞外信号调节激酶
ETP	endogenous thrombin potential	内源性凝血酶潜能
F	factor	因子
FCS	fetal calf serum	胎牛血清
FITC	Fluorescein isothiocyanate	荧光素异硫氰酸
FPLC	fast protein liquid chromatography	快速蛋白液相色谱
GEF	guanine nucleotide exchange factor	鸟嘌呤核苷酸交换因子
Gla	γ-carboxyglutamic acid	γ-羧基谷氨酸
HBSS	Hank's balanced salt solution	Hank's平衡盐溶液

HEK	human embryonic kidney	人类胚胎肾
His6	polyhistidine	六聚组氨酸
HK	high-molecular weight kininogen	高分子量激肽原
HRP	chemiluminescent horseradish peroxidase	化学发光辣根过氧化物酶
HTI	Haematologic Technologies Inc	血液技术公司
HUVECs	human vascular endothelial cells	人脐静脉内皮细胞
ICAM-1	Intercellular Adhesion Molecule 1	细胞间黏附分子1
IL	interleukin	白细胞介素
IMAC	Immobilised metal ion affinity chromatography	固定金属离子亲和层析
IPTG	Isopropyl β-D-1-thiogalactopyranoside	异丙基β-D-1-硫代半乳糖苷
Kd(app)	apparent dissociation constant	表观解离常数
LPS	lipopolysaccharides	脂多糖
m/v	mass/volume	质量/体积
MAPK	mitogen-activated protein kinase	丝裂原活化蛋白激酶
MCP-1	monocyte chemoattractant protein-1	单核细胞趋化因子-1
MEK	MAPK kinase	MAPK激酶
MEM	minimal essential medium	最低限度培养基
MLC	myosin light chain	肌球蛋白轻链
MLCK	myosin light chain kinase	肌球蛋白轻链激酶
MW	molecular weight	分子量
Myr	myristorylated	肉豆蔻酰化
NF-κB	nuclear factor-kappa B	核因子-κB
NMDA	N-methyl-D-aspartate	N-甲基-D-天门冬氨酸
NO	nitric oxide	一氧化氮
OPD	O-phenylenediamine dihydrochloride	邻苯二胺二盐酸盐
PAI	plasminogen activator inhibitorv	纤溶酶原激活抑制剂
PAR	protease activated receptor	蛋白酶激活受体

PAR1	exo PAR1 exodomain	PAR1外域
PAR1-AP	PAR1-activating peptide	PAR1激活肽
PBS	phosphate buffered saline	磷酸盐缓冲液
PCI	protein C inhibitor	蛋白C抑制剂
PCR	polymerase chain reaction	聚合酶链反应
PDK-1	phosphoinositide-dependent kinase-1	磷脂酰肌醇依赖激酶-1
PEG	polyethylene glycol	聚乙二醇
p-Erk1/2	phosphorylated Erk1/2	磷酸化Erk1/2
PK	prekallikrein	前激肽原
PKC	protein kinase C	蛋白激酶C
PKG	protein kinase G	蛋白激酶G
PMA	phorbol 12-myristate 13-acetate	邻苯二甲酸酯-12-肉豆蔻酰-13-醋酸
PMSF	phenylmethylsulfonyl fluoride	苯甲磺酰氟化物
PPP	platelet poor plasma	贫血小板血浆
PSI	pseudosubstrate inhibitory peptide	伪底物抑制肽
QFF	Q-sepharose fast flow	快速流Q-瑟拉斯
ROCK	Rho associated kinase	Rho关联激酶
RSK	ribosomal S6 kinase	核糖体S6激酶
S1P	sphingosine-1-phosphate	鞘氨醇-1-磷酸
S1P1-3	sphingosine-1-phosphate receptor 1-3	鞘氨醇-1-磷酸受体1-3
SDS-PAGE	sodium dodecyl sulphate-polyacrylamide gel electrophoresis	十二烷基硫酸钠-聚丙烯酰胺凝胶电泳
SHBG	sex hormone binding globulin-like	性激素结合球蛋白类似域
siRNA	small interfering RNA	小干扰RNA
SK	sphingosine kinase	鞘氨醇激酶
SPD	serine protease domain	丝氨酸蛋白酶域
TAFI	thrombin activatable fibrinolysis inhibitor	凝血酶激活的纤溶抑制剂
TF	tissue factor	组织因子

TFF	tangential flow filtration	切向流过滤
TFPI	tissue factor pathway inhibitor	组织因子途径抑制剂
TJs	tight junctions	紧密连接
TM	thrombomodulin	凝血调节蛋白
TNF	tumor necrosis factor	肿瘤坏死因子
t-PA	tissue-type plasminogen activator	组织型纤维蛋白原激活物
TRAIL	TNF-related apoptosis-inducing ligand	TNF相关的凋亡诱导配体
TSR	thrombin sensitive region	凝血酶敏感区
u-PA	urokinase-type plasminogen activator	尿激酶型纤维蛋白原激活物
VCAM-1	vascular cell adhesion molecule 1	血管细胞黏附分子1
VE	vascular endothelial	血管内皮
VEGF	vascular endothelial growth factor	血管内皮生长因子
VWF	von Willebrand factor	von Willebrand因子
WT	wild type	野生型

氨基酸缩写表

单字母	三字母	英文全称	中文名称
A	Ala	Alanine	丙氨酸
C	Cys	Cysteine	半胱氨酸
D	Asp	Aspartic acid	天冬氨酸
E	Glu	Glutamic acid	谷氨酸
F	Phe	Phenylalanine	苯丙氨酸
G	Gly	Glycine	甘氨酸
H	His	Histidine	组氨酸
I	IIe	Isoleucine	异亮氨酸
K	Lus	Lysine	赖氨酸
L	Leu	Leucine	亮氨酸
M	Met	Methionine	蛋氨酸
N	Asn	Asparagine	天冬酰胺

P	Pro	Proline	脯氨酸
Q	Gln	Glutamine	谷氨酰胺
R	Arg	Arginine	精氨酸
S	Ser	Serine	丝氨酸
T	Thr	Threonine	苏氨酸
V	Val	Valine	缬氨酸
W	Trp	Tryptophan	色氨酸
Y	Tyr	Tyrosine	酪氨酸